Maier · Schulz · Weggen · Wolf

Alzheimer & Demenzen verstehen

Die Autoren

Für das Kompetenznetz Degenerative Demenzen schrieben dieses Buch

Prof. Dr. Wolfgang Maier
Direktor der Klinik und Poliklinik für Psychiatrie und Psychotherapie
Universitätsklinikum Bonn
Sprecher des Medizinischen Kompetenznetzes Degenerative Demenzen (KNDD)
Sigmund-Freud-Straße 25
53105 Bonn
Tel.: 0228/28 71 57 22
E-Mail: Wolfgang.Maier@ukb.uni-bonn.de

Prof. Dr. Jörg B. Schulz
Direktor der Klinik und Poliklinik für Neurologie
Universitätsklinikum Aachen
Medizinische Fakultät der RWTH Aachen
Pauwelsstraße 30
52074 Aachen
Tel.: 0241/808 96 00
E-Mail: jschulz@ukaachen.de

Prof. Dr. Sascha Weggen
Institut für Neuropathologie
Heinrich-Heine-Universität
Moorenstraße 5
40225 Düsseldorf
Tel.: 0211/810 45 06
E-Mail: sweggen@uni-duesseldorf.de

Dipl.-Psych. Stefanie Wolf
Geschäftsführung KNDD
Sigmund-Freud-Straße 25
53105 Bonn
Tel.: 0228/28 71 57 23
E-Mail: info@knd-demenzen.de
stefanie.wolf@ukb.uni-bonn.de

Danksagung

Die Autoren danken Frau Maria Linz (Bonn) und Frau Gabriele Schäfer (Bonn) für die tatkräftige Unterstützung bei der Erstellung dieses Buches.

Prof. Dr. Wolfgang Maier · Prof. Dr. Jörg B. Schulz ·
Prof. Dr. Sascha Weggen · Dipl.-Psych. Stefanie Wolf

Alzheimer & Demenzen verstehen

Diagnose, Behandlung, Alltag, Betreuung

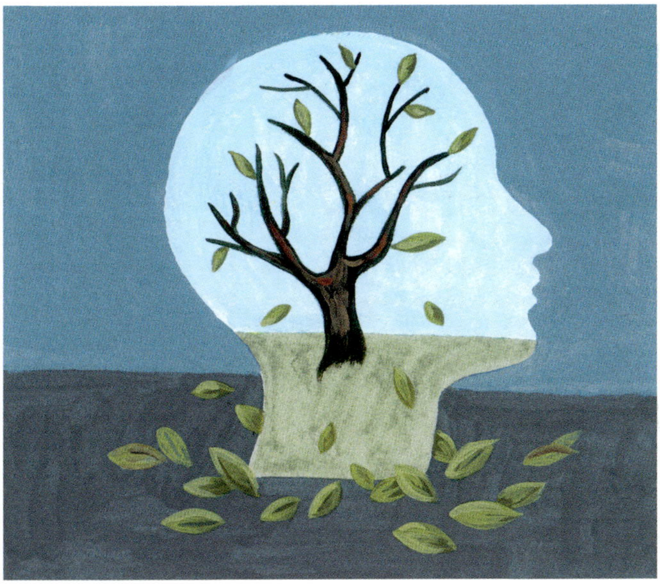

TRIAS

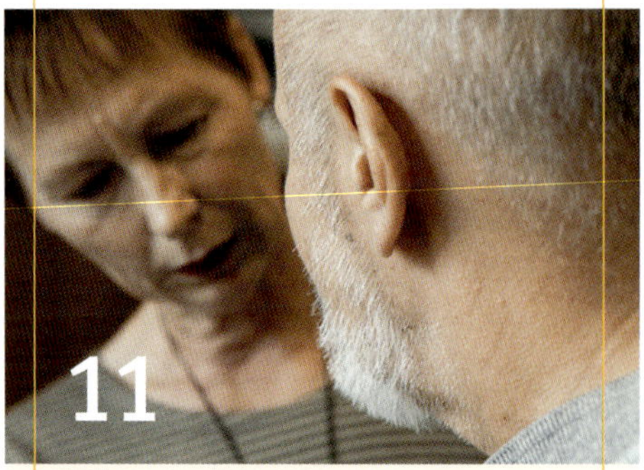

Symptome erkennen

Erfahren Sie in diesem Kapitel, wie Sie gezielt die Symptome einer Demenz von einer normalen Alltagsvergesslichkeit unterscheiden können.

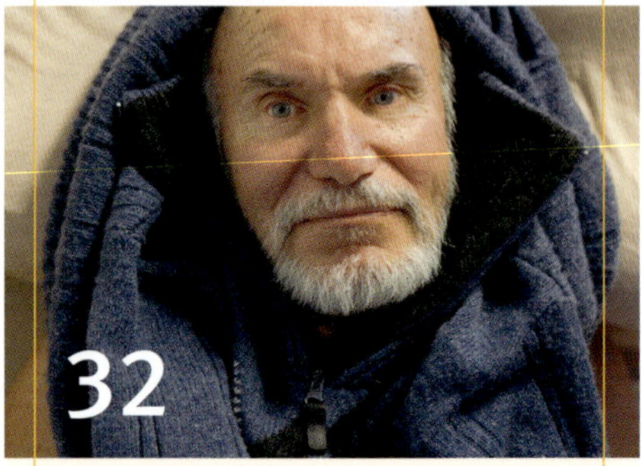

Im Überblick

Frühstadium, mittleres oder fortgeschrittenes Stadium? Jede Phase hat ihren ganz eigenen Verlauf. Lesen Sie ab Seite 32 mehr zu diesem Thema.

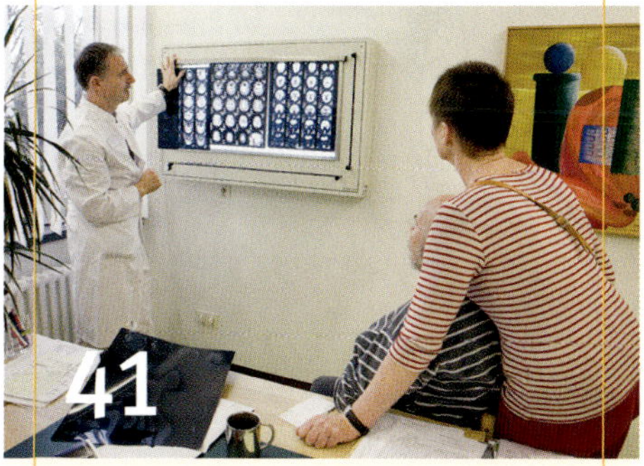

Diagnosestellung

Neuropsychologische Tests, Computertomografie und Nervenwasseruntersuchung – lernen Sie im Kapitel »Diagnose« die klassischen Verfahren der Demenz-Diagnose kennen.

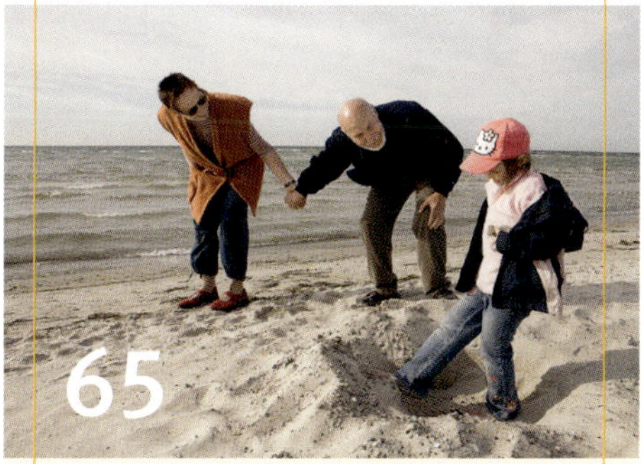

Wie entsteht eine Demenz?

Welche Vorgänge im Körper eine Demenz auslösen und begleiten und wie Sie einer Erkrankungen vorbeugen können, erfahren Sie detailliert im Kapitel »Ursachen«.

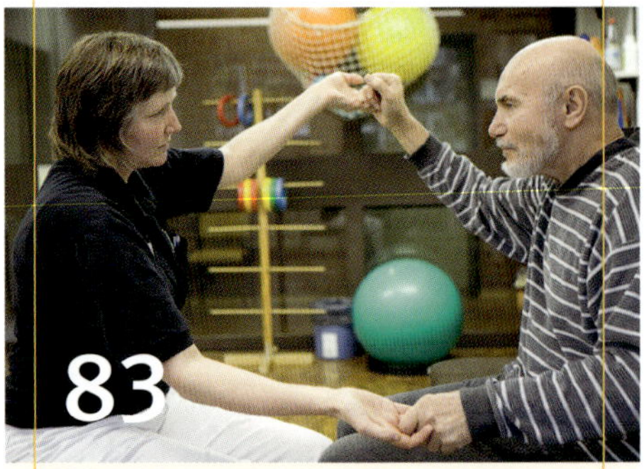

Therapie und Selbsthilfe

Medikamentöse und nicht medikamentöse Behandlungsmöglichkeiten sowie ein liebevoller Umgang mit dem Betroffenen sind wichtige Eckpfeiler der Alzheimer- und Demenz-Behandlung. Mehr Informationen dazu erhalten sie ab Seite 83.

Einführung

Liebe Leserin, lieber Leser,

wurde bei Ihrer Mutter, Ihrem Vater, Ihrem Lebenspartner oder einem anderen Angehörigen eine Demenz festgestellt? Dann brauchen Sie vermutlich Zeit, Unterstützung und Gespräche, um diese Diagnose einigermaßen zu verdauen. Was Sie ebenfalls benötigen werden, sind ausführliche Informationen und kompetente Beratung. Dieses Buch bietet Ihnen einen guten Überblick über die Erkrankung und spricht alle Aspekte an, die es in nächster Zeit zu bedenken und zu klären gilt.

Wir stellen die unterschiedlichen Demenzformen vor, wobei die Alzheimer-Krankheit als häufigste Form am ausführlichsten dargestellt wird. Es geht um typische Krankheitszeichen und die Unterschiede zu einer normalen Altersvergesslichkeit. Sie lernen die Diagnoseschritte kennen und die medikamentösen Behandlungsmöglichkeiten.

Möglicherweise haben Sie das Buch auch zur Hand genommen, weil Sie befürchten, selbst dement zu werden, oder sich einfach informieren möchten. Dann könnten vor allem die Beschreibungen der Risikofaktoren und der eigenen Vorbeugemöglichkeiten interessant für Sie sein. Hilfreich für einen selbst ist auch zu wissen, was eine leichte kognitive Störung ist und wie eine Demenz von einer Depression abgegrenzt werden kann. Denn es ist gar nicht so selten, dass der Arzt bei einem Menschen, der meint, eine Demenz zu haben, eine Depression diagnostiziert. Das ist insofern eine Erleichterung, als das sich eine Depression meist sehr gut behandeln lässt und sich dann auch die Vergesslichkeit wieder bessert.

Das Hauptanliegen des Buches ist jedoch, Ihnen Verfahren und Umgangsformen vorzustellen, die Ihnen ermöglichen, harmonisch und möglichst lange mit Ihrem demenzkranken Angehörigen zusammenzuleben. Wie kann man auf die erkrankungsbedingten Veränderungen im Verhalten und auch in der Persönlichkeit reagieren? Wie bleibt man im Kontakt, wenn der Betroffene seiner Ausdrucksmöglichkeiten immer mehr beraubt wird? Welche Anforderungen bringt die Pflege eines Demenzkranken mit sich? Wer könnte einen dabei unterstützen? Welche finanziellen Hilfen stehen einem zu? Man muss sehr viel regeln und organisieren. Und auch die psychischen Belastungen sind enorm hoch. Darum ist es aus unserer Sicht unabdingbar, sich von Anfang an ein starkes Unterstützerteam aufzubauen. Alle, die helfen können und wollen, sollten einbezogen werden. Als pflegender Angehöriger braucht man immer wieder Auszeiten, das eigene Leben und die eigene Gesundheit dürfen nicht völlig vernachlässigt werden. Wir wollen Sie daher ermutigen, trotz aller Sorgen um den Demenzkranken, gut auf sich selbst Acht zu geben. Und wir hoffen, dass dieses Buch Sie dabei unterstützt.

Die erste Auflage dieses Buches war schon nach einem Jahr vergriffen. Wir freuen uns über diese hohe Akzeptanz: Wir haben deshalb versucht, die 2. Auflage weitgehend so zu belassen, wie sie war. Diese Auflage enthält jedoch Verbesserungen und notwendige Ergänzungen, die sich aus aktuellen Entwicklungen ergeben haben.

Bonn, Aachen, Düsseldorf, im März 2011

Prof. Dr. Wolfgang Maier
Prof. Dr. Jörg B. Schulz
Prof. Dr. Sascha Weggen
Dipl.-Psych. Stefanie Wolf

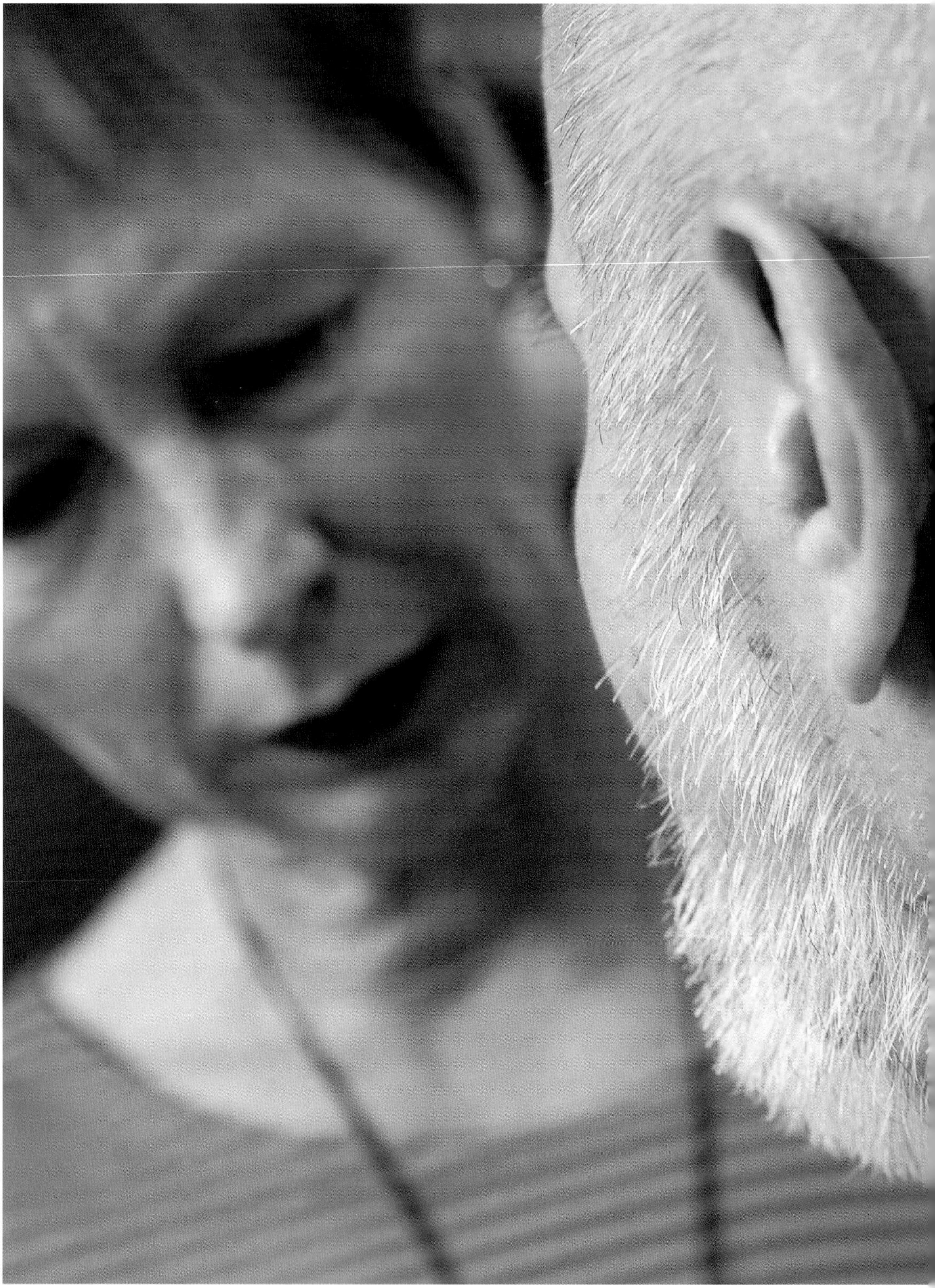

Symptome: Wie zeigt sich die Erkrankung?

Welche Warnzeichen können auf eine Demenz hinweisen? Was fällt Ihnen bei Ihrem Angehörigen oder bei sich selbst auf? Wie kann man Demenzanzeichen und normale Altersvergesslichkeit unterscheiden? Welche Demenzformen gibt es? Wie verläuft die Alzheimer-Erkrankung? Um diese Fragen soll es jetzt gehen.

Woran erkennt man eine Demenz?

Demenzen gehen mit der fortschreitenden Abnahme geistiger Leistungsfähigkeiten einher. Betroffen sind dabei so lebenswichtige Funktionsbereiche wie Gedächtnis, Denken, Auffassung, Lernfähigkeit und Urteilsvermögen; später sind auch Orientierung, Wahrnehmung und Sprache beeinträchtigt.

Leistungsabnahmen im Alter sind jedoch meistens nicht mit einer Demenz verbunden. Meistens gehören sie zum natürlichen Alterungsprozess. Denn auch im »gesunden Altern« ist das Nachlassen geistiger Leistungsfähigkeit unvermeidbar. Die Geschwindigkeit, mit der man Neues aufnehmen kann, nimmt mit dem Alter ab, und für die Bewältigung von Aufgaben benötigt man mehr Zeit. Ein gewisses alterungsbedingtes Nachlassen der geistigen Leistungsfähigkeit (z. B. schlechter werdendes Namensgedächtnis) ist naturgegeben. Auch die Tatsache, dass einem manchmal ein Name oder ein bestimmtes Wort nicht einfällt oder man eine Telefonnummer vergisst, ist normal und passiert auch jüngeren Menschen ab und zu. Ein mit dem Alter einhergehender Leistungsabbau begründet also für sich alleine noch keine Demenz. Entscheidend für das Vorhandensein einer Demenz sind vielmehr Beeinträchtigungen des Alltagslebens aufgrund des Leistungsabbaus und eine deutlich herabgesetzte geistige Leistungsfähigkeit im Vergleich zur überwiegenden Mehrheit von Menschen gleichen Alters.

Der Übergang von »normaler Vergesslichkeit« zu einer Demenzerkrankung geschieht meist schleichend. Doch ab einem gewissen Beeinträchtigungsgrad fallen typische Veränderungen auf.

WISSEN

Was ist Demenz?

Demenz ist der Überbegriff für eine Gruppe von altersbedingten Erkrankungen, die mit behindernden Einschränkungen von geistigen Fähigkeiten einhergehen. Der Krankheitsverlauf ist ganz überzeugend fortschreitend. Zwischenzeitliche Erholungsphasen, leichte Besserungen und vorübergehender Stillstand des Krankheitsgeschehens sind möglich. Es gibt etwa 50 verschiedene Formen von Demenz. Demenz ist eine Krankheit, die zu bekämpfen ist. Demenz kennzeichnet nicht den natürlichen Prozess der Alterung.

Welche typischen Warnzeichen gibt es?

Bei Demenzen ist besonders häufig und frühzeitig das Gedächtnis betroffen. Es gibt eine Reihe von Warnzeichen, die auf eine mögliche Gedächtnisstörung hinweisen. Viele von ihnen erscheinen zunächst banal oder sind jedem aus seiner eigenen Erfahrung heraus vertraut. Wer hat nicht schon einmal seinen Schlüssel verlegt, stand im Supermarkt und wusste nicht mehr, was er eigentlich einkaufen wollte, oder konnte sich nicht mehr an den Namen eines Nachbarn erinnern?

Wenn sich diese Merkmale über einen Zeitrahmen von 6 Monaten häufen, wenn sie sich kombinieren und wenn es zu raschen Verschlechterungen kommt, dann ist es Zeit, einen Arzt aufzusuchen. Die erste Aufgabe ist es dann, die mögliche Ursache abklären zu lassen.

Erinnerungsvermögen und Kurzzeitgedächtnis verschlechtern sich

- Man kann sich an kurz zurückliegende Ereignisse nicht mehr erinnern: So stellen Demenzkranke wiederholt dieselbe Frage, obwohl sie die Antwort bereits erhalten haben. Oder sie erzählen mehrmals das Gleiche nacheinander, weil sie vergessen haben, dass sie es bereits erzählt haben.
- Gegenstände, die man täglich braucht (z. B. Schlüssel, Geldbeutel), werden verlegt, also an irgendeiner Stelle abgelegt und nicht mehr wiedergefunden.
- Man vergisst Termine, Absprachen oder Telefonnummern in einem bisher ungewohnten Umfang.
- Das Erledigen von Routineaufgaben in Beruf oder Haushalt bereitet plötzlich Probleme, dies gilt v. a. für Aufgaben, die eine Abstimmung zwischen verschiedenen Zielen erfordert, z. B. bei der Vorbereitung oder beim Antritt einer Reise, wenn verschiedene Terminvorgaben (Flug, Taxi), Sicherheitsbedürfnisse (Wohnung, Reisegepäcksicherung) und Abläufe gleichzeitig unter zeitlichem Druck zu beachten sind.

Orientierungsstörungen

- Dinge werden an ungewöhnliche Orte gelegt: der Geldbeutel in den Kühlschrank oder die Schuhe ins Bett.
- Die gewählte Kleidung ist unpassend. Es kann beispielsweise sein, dass im Hochsommer ein Wintermantel getragen wird.
- Die rechtzeitige Medikamenteneinnahme gelingt nur noch gelegentlich oder gar nicht, auch vorbereitete Medikamente werden verwechselt.
- Das Datum oder der jeweilige Aufenthaltsort können nicht mehr fehlerfrei abgerufen werden.
- Betroffene verlaufen sich in vertrauter Umgebung. Sie finden den Weg zur

Wohnung oder zum Kiosk an der Ecke nicht mehr.
- Der Schlaf-Wach-Rhythmus ist gestört. Während des Tages fühlen sich Betroffene müde, nachts können sie nicht schlafen.

Sprachstörungen

- Das spontane Reden und Sprechen verarmt, die aktive Teilnahme an Gesprächen nimmt ebenso ab wie der Wunsch, sich mitzuteilen.
- Es fällt zunehmend schwerer, Gesprächen, Fernseh- oder Radiosendungen zu folgen. Es treten also Verstehensprobleme auf. Man kann die Bedeutung des Gesagten nicht mehr entschlüsseln. Einerseits erkennt der Betroffene einige Wörter nicht mehr, andererseits überfordert ihn die Geschwindigkeit, mit der die Wörter beim normalen Sprechen genannt werden. Er kann sie nicht mehr so schnell erkennen, dass er dem normalen Redefluss folgen könnte.
- Wortfindungsstörungen: Der Betroffene hat Schwierigkeiten, Dinge zu benennen und passende Worte zu finden: Der »Park« wird zum »Ort, an dem es so grün ist, der mit den ganzen Blumen und Bäumen«; statt »Geldbeutel« sagen sie: »Das Ding, in dem mein Geld ist«. In dem Moment, indem man es bräuchte, fällt einem das passende Wort nicht ein.
- Aufgabenlisten oder Anweisungen (z. B. beim Einkaufen, Telefonieren oder bei einfachen Hausarbeiten) werden nicht mehr verstanden und daher auch nicht befolgt.
- Informationen (z. B. Beipackzettel von Arzneimitteln oder Gebrauchsanleitungen) können nicht mehr angemessen umgesetzt werden.

Konzentration und Denkprozesse sind beeinträchtigt

- Man kann sich wesentlich schlechter konzentrieren als früher.
- Man fühlt sich leichter abgelenkt, z. B. wenn der Fernseher läuft und man selbst etwas lesen will.
- Entscheidungen und Überlegungen fallen einem schwerer. Der Betroffene verliert immer mehr seine Entschlusskraft. Das Planen von Aufgaben oder Erledigungen funktioniert zunehmend schlechter. Was soll ich anziehen? Was soll ich kochen? Was muss ich dafür einkaufen? Einfache Fragen werden zum Problem.
- Man kann Situationen, die schnelles, umsichtiges Handeln erfordern, nicht mehr so leicht überblicken und reagiert infolgedessen falsch oder zu langsam. Das fällt häufig beim Autofahren auf: Situationen im Straßenverkehr werden falsch eingeschätzt. Auch in anderen komplexen Handlungssituationen kommt es zu früher ungewohnten Fehlleistungen. Denn bei einer Demenz tritt eine geistige Verlangsamung auf. Die Geschwindigkeit, mit der man Informationen verarbeiten kann, nimmt ab.
- In diesem Zusammenhang stehen auch die Lese-, Schreib- und Rechenstörungen, die im Verlauf der Erkrankung auftreten. Man versteht Gelesenes

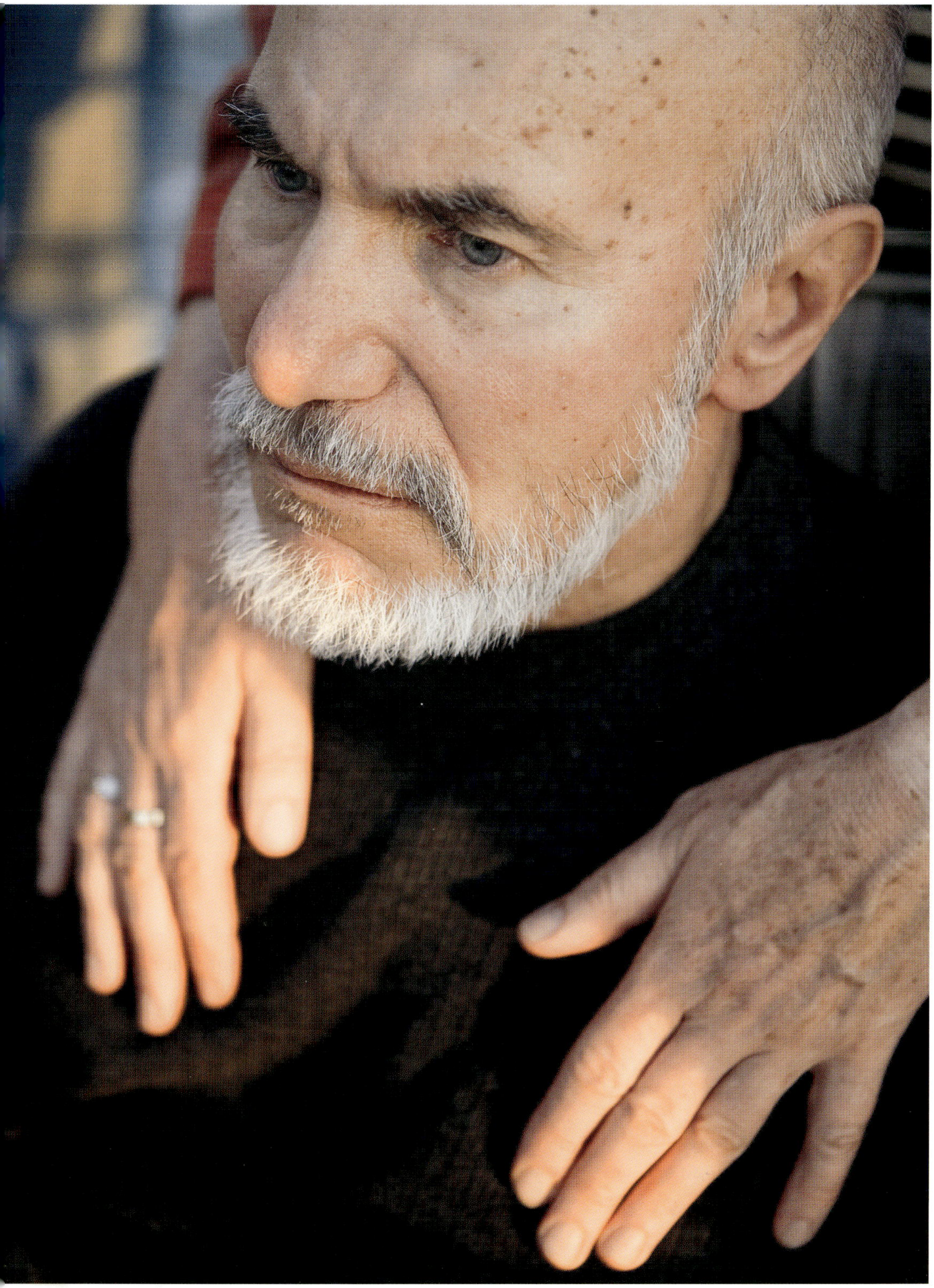

nicht mehr so gut und kann auch selbst schlechter Gedanken zu Papier bringen. Die Rechenfähigkeit nimmt ab.

Verhaltensauffälligkeiten und psychische Veränderungen

- Betroffene neigen – ohne äußeren Anlass – zu Stimmungsschwankungen.
- Der Betroffene fühlt sich durch bekannte Personen oder den laufenden Fernseher bedroht.
- Er meint, bestohlen worden zu sein, und beschuldigt unbegründet andere des Diebstahls.
- Betroffene können reizbarer, streitsüchtiger und aggressiver werden.
- Starke Unruhe und Nervosität können ebenfalls auftreten, die sich durch ständiges Herumlaufen oder »Herumkramen« bemerkbar machen.
- Es können Trugwahrnehmungen (auch Halluzinationen genannt) und Wahnvorstellungen (also unrichtige Vorstellungen über die unmittelbare Umwelt) auftreten. Dabei können Gerüche wahrgenommen werden oder Personen und Stimmen gehört werden, die nicht da sind.
- Betroffene ziehen sich häufig in die eigenen vier Wände zurück; es tritt ein gesellschaftlicher Rückzug ein.

Je nach Persönlichkeit, Bildungsniveau, Lebensumständen und der allgemeinen körperlichen Verfassung unterscheiden sich die Krankheitssymptome von Mensch zu Mensch. So ist bekannt, dass Betroffene, die geistig immer sehr rege waren und ein hohes Bildungsniveau haben, viel länger in der Lage sind, die Ausfallerscheinungen zu kompensieren. Allerdings wird bei ihnen die Krankheit meist auch erst recht spät, in einem fortgeschrittenen Stadium diagnostiziert. Bei diesen Personen ermöglicht eine sogenannte hohe »kognitive Reservekapazität» einen Ausgleich

TIPP

Frühzeitig zum Arzt gehen

Für die Behandlung einer Demenz ist wichtig, dass sie so früh wie möglich begonnen wird. Dann nämlich, wenn noch möglichst viele Fähigkeiten erhalten sind, wenn also noch viel »zu retten« ist. Erste Anlaufstelle ist in den meisten Fällen der Hausarzt. Er kennt den Patienten und seine Krankengeschichte und ist auch mit den jeweiligen Lebensumständen vertraut.
Wenn Sie an einem Angehörigen oder auch an sich selbst nachlassende Gedächtnisleistungen feststellen, scheuen Sie sich nicht, den Hausarzt aufzusuchen und sich ihm anzuvertrauen. Gedächtnisprobleme können verschiedene Ursachen haben, von denen viele heilbar sind. Viele Betroffene schämen sich für ihre Erkrankung. Aber dafür gibt es keinen Grund. Schließlich schämt sich ja auch niemand für einen Herzinfarkt.

(Kompensation) für die ausgefallenen Leistungsbereiche. So kann lange, trotz fortschreitender Krankheit das »Gesicht gewahrt« werden. Sind aber bei diesen lebenslang geistig aktiven Personen erst einmal die ersten Einschränkungen geistiger Fähigkeiten zu verzeichnen, so schreitet der weitere Leistungsabfall oft besonders schnell voran.

Was tun, wenn die Krankheitseinsicht fehlt?

Die Erstdiagnose einer Demenz wird oft erst verzögert gestellt. Betroffene vermeiden es nämlich häufig, den Arzt wegen der selbst wahrgenommenen Gedächtnisprobleme zu konsultieren. Die Vergesslichkeit ist ihnen peinlich, sie wollen ihre Defizite nicht wahrhaben, sind sehr einfallsreich im Erfinden von Ausreden oder machen das Alter dafür verantwortlich. Es ist ja auch nachvollziehbar; niemand will auf seine Unzulänglichkeiten angesprochen werden. Zumal es auch ein Kennzeichen der Krankheit ist, dass die Einsicht in die Krankheit fehlt. Im Grunde bedeutet dies, dass der Betroffene schon zu Beginn der Demenzerkrankung nicht mehr vollständig in der Lage ist, die Situation richtig einzuschätzen.

Das bringt die Angehörigen oft in eine sehr schwierige Situation. Zum einen kann man den Betroffenen nicht zum Arztbesuch zwingen. Zum anderen führen die Hinweise auf den notwendigen Arztbesuch sehr oft zu Streitigkeiten und Aggressionen. Der Betroffene fühlt sich bevormundet, die Angehörigen sind hilflos. Hinzu kommt die Rollenumkehr: Plötzlich müssen die Kinder Verantwortung für die Eltern übernehmen.

In jedem Fall sollte die Scham, die Menschen mit Demenzen über die krankheitsbedingt aufkommenden, selbst wahrgenommenen Unzulänglichkeiten und Leistungseinbrüche meist entwickeln, ernst genommen werden. Der Gesprächspartner sollte den Betroffenen mit diesen Einschränkungen möglichst nicht konfrontieren und diese Unzulänglichkeiten auch nicht indirekt ansprechen. Eher sollte mit kleinen Tricks gearbeitet werden.

» Der Arzt bestellte sie zum »Check-up«

Frau F. stellte fest, dass ihre 82-jährige Mutter, der es körperlich noch sehr gut ging, zunehmend Schwierigkeiten hatte, sich auf neue Situationen einzustellen. Sie war bis dato immer für Stadtbummel und Kaffeekränzchen zu gewinnen, über die politische Lage gut informiert und überhaupt ein sehr weltoffener Mensch gewesen. Nun zog sie sich zunehmend zurück, bekam Schwierigkeiten,

Gesprächen zu folgen, und konnte vertraute Dinge nicht immer gleich benennen. Darauf angesprochen reagierte sie wiederholt ziemlich ungehalten und verweigerte äußerst energisch den Arztbesuch. Frau F. informierte dann den Hausarzt ihrer Mutter über die Situation. Dieser ließ seine Sprechstundenhilfe bei der Mutter anrufen, um sie an den »wieder einmal anstehenden Check-up« zu erinnern. Eine Aufforderung, der sie widerspruchslos nachkam. Im Rahmen dieser Untersuchung führte der Hausarzt dann auch einen Gedächtnistest durch.

Manchmal helfen kleine Tricks

Viele Angehörige berichten – in der Rückschau – übereinstimmend darüber, dass sie viel zu lange zugewartet haben. »Dann mach doch, was du willst« und »Ich will dir doch nur helfen« trafen auf Aussagen wie »Wann ich zum Arzt gehe, entscheide immer noch ich« und »Ich bin doch nicht verrückt«. Oft wird die Situation dann von allen beschönigt und sich der Hoffnung hingegeben, dass es »nicht schlimmer« wird. Das Ergebnis dieser Haltung ist, dass die meisten Demenzkranken erst dann einem Arzt vorgestellt werden, wenn die Krankheitssymptome schon sehr ausgeprägt sind.

Was also tun? Wenn alles Zureden nicht hilft, ist es gerechtfertigt, zu kleinen Tricks zu greifen. Die obige Schilderung soll nur als Beispiel dienen. Falls Sie befürchten, dass sich bei einem Angehörigen eine Demenzerkrankung entwickelt, er aber nicht zum Arzt gehen will, sollten Sie möglichst rasch eine Möglichkeit finden, ihn ohne Gesichtsverlust dennoch dazu zu bewegen.

Wenn der Arzt die Beschwerden nicht ernst nimmt

Es könnte auch vorkommen, dass Ihr Hausarzt die Beschwerden nicht ernst nimmt oder mit allgemeinen Ratschlägen abtut, wie »Ruhen Sie sich mal wieder aus«, »Machen Sie doch mal Urlaub« oder »Sie sind ja auch nicht mehr die Jüngste, das ist im Alter ganz normal«. Wenn man einen begründeten Demenzverdacht hat, sollte man sich davon nicht vertrösten lassen. Im nächsten Abschnitt geht es daher um Unterscheidungsmerkmale zwischen Demenz und normaler Altersvergesslichkeit. Nach der Lektüre des gesamten Buches werden Sie die Situation noch besser einschätzen können, egal ob Sie befürchten, selbst zu erkranken, oder ob Sie Krankheitszeichen bei einem Angehörigen wahrgenommen haben.

Ob Sie nun einen anderen Hausarzt, einen Facharzt (z. B. einen Neurologen oder Psychiater) oder eine sogenannte Gedächtnissprechstunde oder Memory-Klinik (siehe S. 52) aufsuchen, bleibt Ihnen selbst

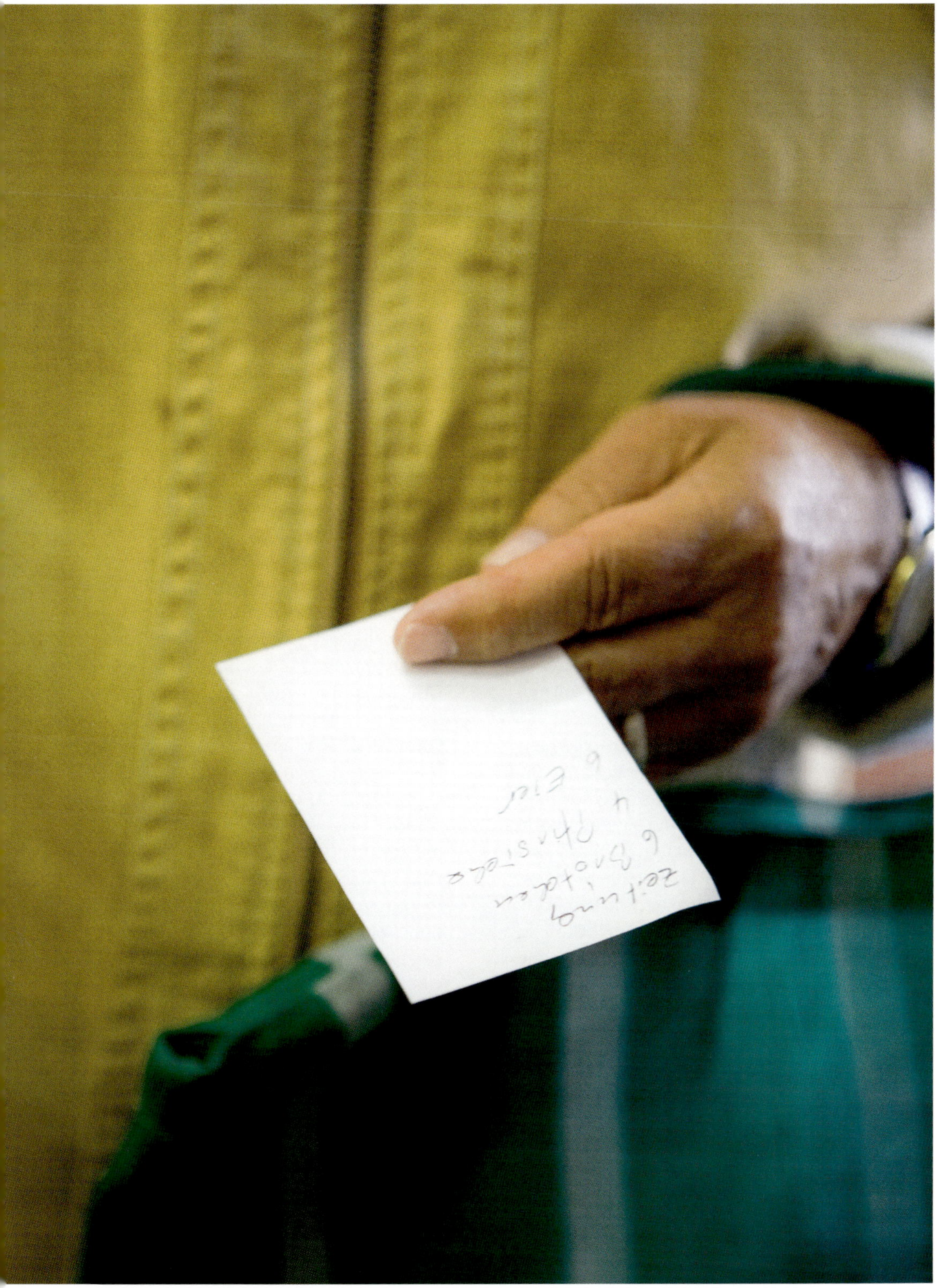
Zeitung
6 Brötchen
6 Eier

überlassen. Wichtig ist, dass man sich nicht abspeisen lässt. Gegebenenfalls sollte man eine sogenannte »zweite Meinung« einholen.

Diagnostische Sicherheit ist (von Ausnahmen abgesehen) möglich und sollte auch vom behandelnden Haus- und/oder Facharzt eingefordert werden. Denn im Fall einer Demenz müssen Betroffene und Angehörige die weitere Zukunft planen und Vorsorge treffen. Hierfür benötigen sie umfangreiche Informationen, Beratung, psychologische Unterstützung und Hilfeleistungen. Es wäre also falsch, die Warnzeichen für eine beginnende Demenz einfach zu übergehen und abzuwarten, sondern man sollte den Demenzverdacht ärztlich abklären lassen.

Wie kann man altersbedingte Vergesslichkeit von der Krankheit »Demenz« unterscheiden?

Der umgekehrte Fall ist natürlich genauso möglich: dass Sie in ständiger Angst leben, dement zu werden, und sich besorgt selbst beobachten, obwohl Ihre Gedächtnisleistungen tatsächlich dem normalen Altersdurchschnitt entsprechen. Man muss sich vergegenwärtigen, dass ein gewisser Abbau und eine Verlangsamung der kognitiven Prozesse eine normale Alterserscheinung sind. Schon im mittleren Erwachsenenalter zeigt das Gehirn fortschreitende Abbauerscheinungen, die allerdings erst im späten Alter merkbar werden. Das Gedächtnis ist für solche normalen Alterungsprozesse besonders sensibel. So resultiert bei jedem eine altersbedingte Vergesslichkeit, die auch mit fortschreitenden Lebensjahren zunimmt (normale Altersvergesslichkeit), ohne Krankheitswert zu besitzen.

Wenn man unter besonderem Druck steht oder sich mit zu vielen Dingen gleichzeitig beschäftigt, ist die Gefahr, etwas zu vergessen, ebenfalls sehr hoch. Wenn uns Dinge eigentlich nicht interessieren, merken wir sie uns auch nicht. Das ist sehr sinnvoll, denn man sollte ja nur das behalten, was für einen persönlich relevant ist. Diese Konzentration auf das Wesentliche verstärkt sich im Alter. Wenn man also die Zeitung liest, ohne auf ein Thema zu stoßen, das man interessant findet oder das einen gefühlsmäßig anspricht, wird man vom Inhalt nur wenig behalten. Typische Beispiele für Altersvergesslichkeit sind ein nachlassendes Namensgedächtnis oder die geringe Behaltensleistung von Terminen oder Einkaufslisten.

In der folgenden Tabelle finden Sie einige Anhaltspunkte zur Unterscheidung von krankheitsbedingter und normaler Altersvergesslichkeit.

Unterschiede zwischen Alzheimer-Demenz und Altersvergesslichkeit (ohne Krankheitswertigkeit).

Alzheimer-Demenz	Altersvergesslichkeit
Gedächtnisleistung merklich schlechter als Alters- und Ausbildungsnorm (6 % der schlechtesten)	Gedächtnisleistung entspricht der Altersnorm (85 % der Gleichaltrigen mit gleicher Erziehung/Ausbildung)
Leistungseinschränkung kann durchgehend festgestellt werden (im Alltag aber anfangs teilweise kompensierbar)	Gedächtnisstörung tritt oft nur zeitweise auf
deutliche Steigerung des Leistungsabfalls im Verlauf von Monaten bis Jahren	über Monate bis Jahre allenfalls geringfügige Steigerung des Leistungsabfalls
häufiges Vergessen oder Verlegen wichtiger Gegenstände, wie Portemonnaie oder Ausweis	gelegentliches Vergessen unwichtiger Dinge oder Verlegen von Brille oder Schlüssel (zu Hause)
der Betroffene hat Mühe, das Gesuchte wiederzufinden, oft befindet es sich an unüblichen Plätzen, z. B. das Portemonnaie im Kühlschrank	das Gesuchte wird rasch wiedergefunden und befindet sich meist an üblichen Plätzen, z. B. die Brille auf dem Tisch oder auf einem Regal
der Betroffene vergisst biografisch wichtige Ereignisse oder Gedächtnisinhalte, z. B. wie die Kinder heißen und wo sie wohnen	der Betroffene vergisst nur Teile und Einzelheiten von Erlebnissen und Gedächtnisinhalten, z. B. wie Namen entfernter Bekannter oder Bezeichnungen historischer Stätten, die er in einem Urlaub besucht hat
das Vergessene kehrt auch durch Konzentration und intensives Überlegen nicht zurück und taucht auch zu einem späteren Zeitpunkt nicht mehr auf	man kann sich bei Konzentration und intensivem Nachdenken häufig doch daran erinnern; wenn die Erinnerung nicht gleich zurückkommt, taucht sie oft später wieder auf
der Betroffene ist immer weniger in der Lage, Notizzettel und Merkhilfen zu nutzen	er ist in der Lage, Merkhilfen zu nutzen
der Betroffene kann auch mündlichen oder schriftlichen Empfehlungen und Anweisungen nur noch schwer folgen	Empfehlungen und Anweisungen werden verstanden und befolgt

Alzheimer-Demenz	Altersvergesslichkeit
sehr häufige zusätzliche Beeinträchtigungen anderer geistiger Fähigkeiten, z. B. von: - Denk- und Urteilsvermögen - Orientierung - Benennen - Aufmerksamkeit - Verallgemeinerndem, abstraktem Denken - Handlungsplanung und -ausführung - Schnelligkeit (im Denken und Handeln)	nur selten geringfügige nennenswerte Störungen

Deutlich modifiziert nach Krämer G., Förstl H.: Alzheimer und andere Demenzformen.

Wie häufig sind Demenzerkrankungen?

Dank der Errungenschaften der modernen Medizin werden wir immer älter. Mit dem Lebensalter steigt aber auch das Risiko, an altersbedingten Krankheiten zu leiden (siehe nachfolgende Tabelle). Daher nimmt die Zahl der Demenzkranken beständig zu. In Deutschland leben zurzeit ungefähr eine Million demenzkranke Menschen. Jahr für Jahr kommen schätzungsweise 250 000 Neuerkrankungen hinzu. Die Demenz ist damit nach der Depression die am weitesten verbreitete Alterserkrankung.

Weltweit sind derzeit rund 24 Millionen Menschen betroffen. Sollte sich trotz aller Forschungsanstrengungen in den nächsten Jahren kein Heilmittel gegen

Anteil der Demenzkranken in verschiedenen Altersgruppen in Deutschland.

Altersgruppe	prozentuale Häufigkeit	geschätzte Krankenzahl
65- bis 69-Jährige	1,2 %	66 000
70- bis 74-Jährige	2,8 %	111 000
75- bis 79-Jährige	6,0 %	184 000
80- bis 84-Jährige	13,3 %	288 000
85- bis 89-Jährige	23,9 %	256 000
über 90-Jährige	34,6 %	197 000

Demenz finden, wird sich die Zahl auf über 80 Millionen Demenzkranke im Jahr 2050 steigern.

Sind Männer und Frauen gleichermaßen betroffen?

Das Neuerkrankungsrisiko ist für Männer und Frauen einer Altersgruppe gleich hoch. Dennoch gibt es wesentlich mehr demenzkranke Frauen (etwa 70 Prozent) als demenzkranke Männer (etwa 30 Prozent). Das liegt an der unterschiedlichen Lebenserwartung. Außerdem ist die Krankheitsdauer bis zum Tod bei Männern deutlich kürzer als bei Frauen. Lebten Männer genauso lange wie Frauen, gäbe es vermutlich genauso viele demenzkranke Männer wie Frauen.

Welche Demenzformen gibt es?

Rund 70 Prozent aller Demenzerkrankungen sind »degenerative Demenzen«. Die am häufigsten vorkommende und bekannteste ist die Alzheimer-Krankheit. Die vaskulären Demenzen sind meist entweder Folgen eines Schlaganfalls oder Folgen zahlreicher sich häufender kleinerer Durchblutungsstörungen, die vom Betroffenen nicht als Schlaganfall wahrgenommen werden. Unter sekundären Demenzen werden die Leistungseinschränkungen des Gehirns verstanden, die als Folge einer anderen Grunderkrankung entstehen. Dies können eine Schilddrüsenfehlfunktion, Vitaminmangel, chronische Entzündungen und Infektionen oder Vergiftungen wie Alkoholmissbrauch sein. Sekundäre Demenzen sind, wenn sie frühzeitig erkannt und behandelt werden, heilbar.

Häufigkeit der unterschiedlichen Demenzformen.

< 10 % sekundär	15–20 % vaskulär	10–15 % gemischt	60–70 % degenerativ
Raumforderung toxisch metabolisch infektiös Mangelzustand	kumulierende kleine Durchblutungsstörungen Multi-Infarkte strategische Infarkte Blutungen	degenerativ und vaskulär	Alzheimer-Krankheit 50–60 % frontotemporale Demenzen 5–10 % Lewy-Körper-Krankheit 5–10 % Demenz bei der Parkinson-Krankheit oder Chorea Huntington

Am häufigsten ist die Alzheimer-Demenz

Die Mehrzahl der Betroffenen leidet an einer Alzheimer-Demenz. Man bezeichnet die Erkrankung als neurodegenerativ, weil die Gehirnzellen langsam absterben. Durch diesen schleichenden Prozess werden immer mehr Gehirnfunktionen in Mitleidenschaft gezogen. Von der Alzheimer-Demenz betroffen sind vor allem Menschen über 65 Jahre. Erste Anzeichen sind Vergesslichkeit, Probleme, die richtigen Worte zu finden oder sich räumlich zu orientieren. Ein mögliches Frühsymptom kann auch ein nachlassendes Geruchsvermögen sein.

Typische Veränderungen

Das Kurzzeitgedächtnis verschlechtert sich zunehmend. Die Betroffenen stellen beispielsweise immer wieder dieselbe Frage, obwohl sie die Antwort schon längst erhalten haben. Sie können vertraute Aufgaben wie kochen, alleine einkaufen gehen oder Zeitung lesen nicht mehr bewältigen. Im Verlauf der Erkrankung verschlechtert sich das Lern- und Merkvermögen immer mehr. Die Betroffenen leben zunehmend in der Vergangenheit und bewältigen immer weniger Alltagsaufgaben.

Bei fortgeschrittener Krankheit werden auch vertraute Personen nicht mehr erkannt. Hinzu kommen Probleme beim Gehen und der Bewegungskoordination. Bei den meisten Patienten ist der Schlaf-Wach-Rhythmus gestört, d.h., sie sind nachts wach und am Tag müde. Bei mehr als der Hälfte der Betroffenen treten im Krankheitsverlauf Angst und Depressionen auf, bei einer gleich großen Anzahl von Betroffenen kommt es zu ausgeprägten körperlichen Unruhezuständen. Rund ein Drittel leidet irgendwann im Krankheitsverlauf unter einem Verlust der Realitätskontrolle, der sich in Halluzinationen, Beeinträchtigungsideen und/oder Personenverkennungen (auch eigene Angehörige können nicht mehr erkannt werden) äußert.

WISSEN

Der Hippocampus ist schon früh betroffen

Die Neurodegeneration befällt das Gehirn bei der Alzheimer-Krankheit nicht gleichmäßig, sondern bestimmte Regionen werden früher erfasst als andere. Eine Gehirnregion, die schon früh in Mitleidenschaft gezogen wird, ist der Hippocampus. Diese Region ist besonders für das Gedächtnis wichtig und für die gezielte Weiterleitung von Informationen in andere Gehirnteile. Daher sind Gedächtnisstörungen typische Frühzeichen der Alzheimer-Demenz.

Alzheimer-Patienten werden oft pflegebedürftig

Knapp 60 Prozent der Betroffenen werden von Angehörigen, meist den Töchtern oder Schwiegertöchtern, zu Hause gepflegt. Rund 40 Prozent von ihnen leben in Pflegeheimen. Inkontinenz, Schluck- und Schlafstörungen machen schließlich selbst grundlegende Bedürfnisse zum Problem. Da viele Betroffene im späteren Verlauf geschwächt sind und sich nicht gesundheitsbewusst verhalten können, sind sie anfällig für weitere Erkrankungen. Die häufigste Todesursache ist eine Lungenentzündung.

Lewy-Körper-Demenz

Bei der Lewy-Körper-Demenz handelt es sich ebenfalls um eine neurodegenerative Erkrankung, die der Alzheimer-Krankheit stark ähnelt. Die Erkrankungen sind deshalb schwer voneinander zu unterscheiden. Etwa zehn Prozent aller Demenzkranken leiden an der Lewy-Körper-Erkrankung (engl. Lewy body disease).

Kennzeichnend für eine Lewy-Körper-Demenz sind:

- starke Schwankungen der geistigen Leistungsfähigkeit und der Aufmerksamkeit,
- optische Halluzinationen, die oft sehr detailreich sind, und
- leichte Parkinson-Symptome (unwillkürliches Zittern der Hände, Steifigkeit der Bewegungen, unsicherer Gang).

Es müssen allerdings nicht alle Symptome auftreten. Hinzu kommen Schlafstörungen und Inkontinenz. Auch stürzen die Patienten oft oder verlieren kurzzeitig das Bewusstsein. Am auffälligsten aber sind die optischen Halluzinationen, unter denen die Betroffenen leiden. Können sie anfangs noch Realität von Halluzination unterscheiden, gelingt ihnen dies im fortgeschrittenen Stadium nicht mehr. Die Betroffenen sind meist angstgeprägt und können auch sehr aggressiv werden.

WISSEN

Was sind Lewy-Körper?

Lewy-Körper sind Kennzeichen der Parkinson-Erkrankung. Der deutsche Nervenarzt und Neuropathologe Friedrich H. Lewy beschrieb 1912 erstmals eosinophile Einschlusskörperchen in Nervenzellen, die für die Parkinson-Erkrankung typisch sind. Mittlerweile weiß man aber, dass sich diese Einschlusskörperchen – Lewy-Körper – auch im Gehirn normal alternder Menschen und auch bei Betroffenen mit Alzheimer-Demenz finden lassen. Bei der Lewy-Körper-Demenz sind sie jedoch besonders stark vorhanden.

Frontotemporale Demenzen

Die frontotemporalen Demenzen wurden früher nach ihrem Entdecker auch Pick-Krankheit genannt. Heute weiß man, dass es verschiedene Formen der frontotemporalen Demenzen gibt und dass nicht bei allen Formen dieser Erkrankung die charakteristischen Pick-Körperchen in Nervenzellen vorkommen. Die frontotemporalen Demenzen machen rund 5 bis 10 Prozent aller Demenzfälle aus.

wichtig

Das Zusammenleben mit dem Patienten ist aufgrund der Persönlichkeitsänderung, der Aggressionen, des enthemmten Verhaltens und der Unberechenbarkeit für die Angehörigen besonders belastend.

Bei ihnen beginnt der Abbau der Nervenzellen zunächst im Stirn- und Schläfenbereich, daher auch der Name »frontotemporal«. Kennzeichnend für diese Demenzform sind früh eintretende Verhaltensauffälligkeiten und Probleme im Sozialkontakt. Dies liegt daran, dass der geschädigte Hirnbereich für die Kontrolle der Gefühle, des Sozialverhaltens und für die Handlungskoordination sowie für die Einsicht zuständig ist. Die Fahrtauglichkeit ist bei dieser Demenzform von Krankheitsbeginn an nicht mehr gegeben. Die Einsicht den Führerschein krankheitsbedingt abgeben zu müssen, ist aber häufig eingeschränkt.

Die Betroffenen zeigen oft ein sehr unbeherrschtes und aggressives oder antriebsarmes, apathisches und emotionsloses Verhalten. Die Verhaltensstörungen können sich auch in einem extrem enthemmten, oft äußerst sexualisierten Verhalten zeigen. Die Sprache und das Sprechen sind schon früh gestört. Zu den körperlichen Symptomen gehören eine frühe Harninkontinenz sowie Körperstarre.

WISSEN

Keine reine Alterserkrankung

Anders als die Alzheimer-Demenz sind die frontotemporalen Demenzen keine reine Alterserkrankung. Auch schon Menschen mittleren Alters können an ihr erkranken. Ein anderer Unterschied: Gedächtnisstörungen sind meistens nicht das erste Krankheitssymptom. Aufgrund der Persönlichkeitsänderung kann es zu Verwechslungen mit anderen psychischen Erkrankungen wie Depression, Schizophrenie oder Manie kommen.

Vaskuläre Demenz – Minderdurchblutung des Gehirns

In 15 bis 20 Prozent der Fälle geht eine Demenz auf Durchblutungsstörungen des Gehirns zurück. Bei den vaskulären Demenzen verstopfen Blutgefäße mit der Folge, dass die angrenzenden Hirnregionen nicht mehr genügend Sauerstoff und Nährstoffe erhalten. Infolgedessen werden Nervenbahnen im Gehirn geschädigt; entweder in Form weniger großer Schädigungen (Schlaganfall, Multi-Infarkt-Demenz) oder in Form einer Vielzahl kleiner Schädigungen (Mikroangiopathie, vaskuläre Enzephalopathie). Typische Anzeichen sind weniger Gedächtnisstörungen als vielmehr allgemeine Verlangsamung, Denkschwierigkeiten und depressive Symptome. Oft treten auch neurologische Symptome wie Gangstörungen, Feinmotorikstörungen oder Schwindel auf; bei größeren Schlaganfällen auch Taubheitsgefühle oder Lähmungserscheinungen.

Risikofaktoren bekämpfen und behandeln

Einer der wichtigsten Risikofaktoren für vaskuläre Demenz ist Bluthochdruck, da er kleinere Infarkte und eine Schädigung der Nervenfasern hervorrufen kann. Weitere Risikofaktoren sind Übergewicht, Diabetes mellitus (Zuckerkrankheit), zu hohe Blutfettwerte, Bewegungsmangel und Rauchen. Durch eine rechtzeitige Behandlung der Risikofaktoren kann man der Hirnleistungsstörung vorbeugen. Ist das Gehirn jedoch erst einmal geschädigt, ist eine Heilung nicht mehr möglich. Die Regulierung von Blutdruck, Blutfettwerten und Zuckerwerten können dann weiteren Schaden abwenden. Die Anwendung blutverdünnender Medikamente ist umstritten und kann nicht generell empfohlen werden.

wichtig

Wenn man vorhandene Risikofaktoren – z. B. Bluthochdruck, Übergewicht, Bewegungsmangel – behandelt bzw. vermindert, kann man einer vaskulären Demenz vorbeugen.

Wegen der Gefahr von Einblutungen in das Gehirn ist die Antikoagulation mit Marcumar zu vermeiden. Ebenso ist der Nutzen der häufig in Analogie zum Schlaganfall propagierten Anwendung von Thrombozytenaggregationshemmern (z. B. Acetylsalicylsäure oder Clopidogrel) nicht erwiesen. Auch hier muss mit einer erhöhten Gefahr – wenn auch geringer als beim Marcumar – einer Einblutung in das Gehirn gerechnet werden.

Multi-Infarkt-Demenz

Eine seltenere Form der vaskulären Demenz ist die Multi-Infarkt-Demenz, bei der das Gehirn durch viele kleine Schlaganfälle geschädigt wird. Die Multi-Infarkt-Demenz beginnt meist plötzlich und schreitet in der Regel stufenweise fort. Die Krankheitssymptome sind denen der Alzheimer-Krankheit sehr ähnlich, es können aber körperliche Störungen wie Taubheitsgefühle oder Lähmungserscheinungen hinzukommen.

Sekundäre Demenzen

Sekundäre Demenzen sind Hirnleistungsstörungen, deren Ursachen in anderen Erkrankungen liegen. Sie sind die einzigen heilbaren Demenzformen, da mit der Behandlung der Grunderkrankung die Folgeerscheinung geheilt werden kann. Dies gilt aber nur, wenn sie möglichst frühzeitig erkannt und rechtzeitig behandelt werden.

wichtig

Liegt eine sekundäre Demenz vor, besteht die Chance der Heilung, wenn die auslösende Erkrankung rechtzeitig erkannt und behandelt wird.

Ursachen für die behandelbaren sekundären Demenzen können sein:

- Erkrankung der Schilddrüse mit Über- oder Unterfunktion (Endokrinopathien)
- Gehirntumor, Gehirnblutung (intrakranielle Raumforderungen)
- Vitaminmangelkrankheiten: Folsäuremangel, B_1-, B_6-, B_{12}-Mangel
- chronische Leber- oder Nierenerkrankungen (metabolische Enzephalopathien)
- dauerhafte Hirnschädigung durch chronische Vergiftungen: Industriegifte, Arzneimittel, Alkoholabhängigkeit
- langfristige Elektrolytstörungen (Hyponatriämie/Hypernatriämie)
- rheologisch bedingte Störungen wie Polyzythämie (Erkrankung des Knochenmarks)
- chronische Infektionen (z. B. Neurosyphilis, Neuroborreliose)
- Spätformen der Leukodystrophien (Stoffwechselkrankheiten des Nervensystems)
- Normaldruck-Hydrozephalus (der Hirndruck, d. h. der Druck innerhalb der Nerven-/Hirnwasserräume, ist vorübergehend erhöht) – mit resultierenden kognitiven Störungen, Gang- und Blasenstörungen

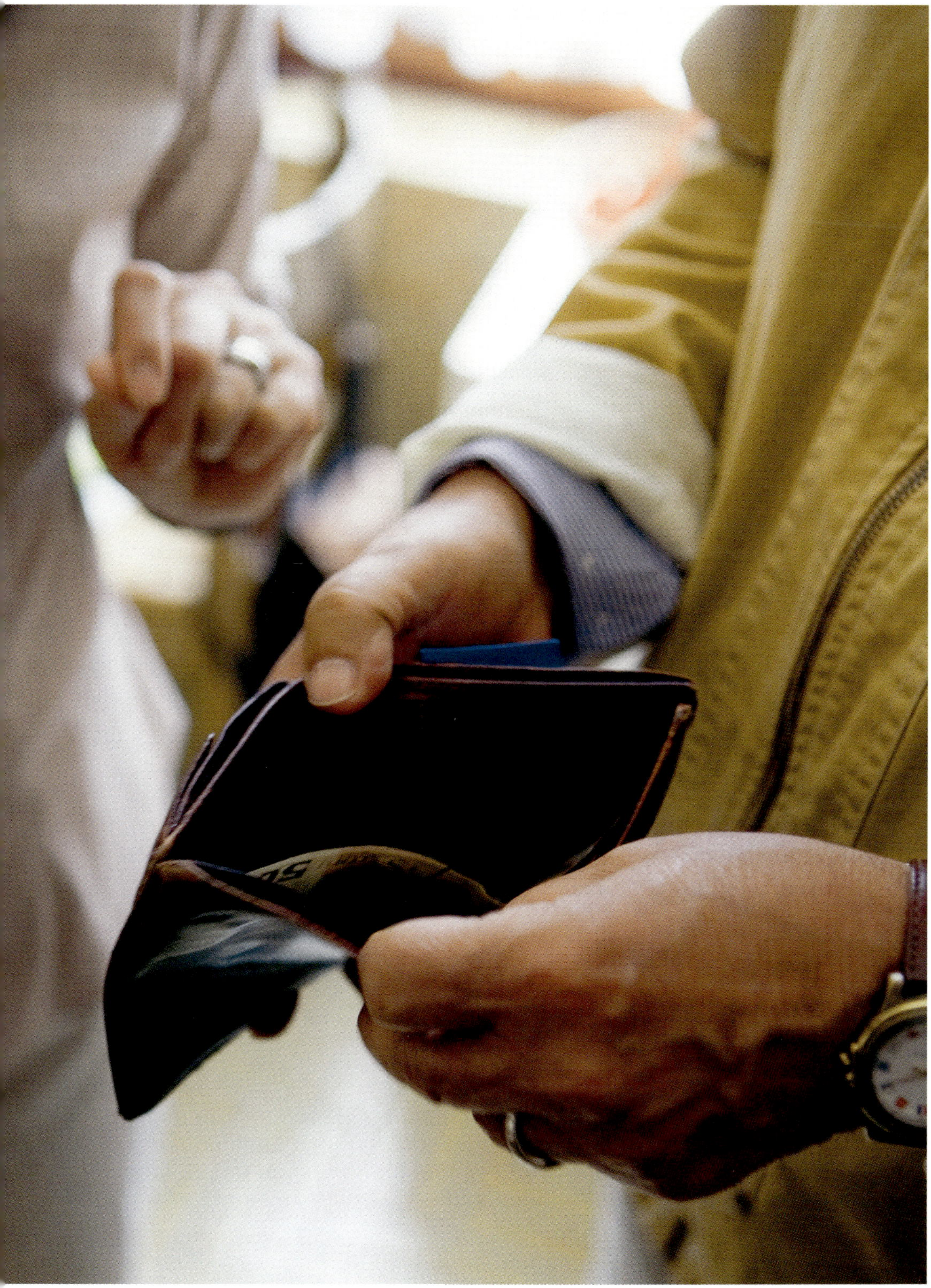

Alois Alzheimer beschrieb die Erkrankung

Am 8. April 1906 verstarb in der Städtischen Anstalt für Irre und Epileptische in Frankfurt am Main eine 56-jährige Frau in völliger geistiger Umnachtung. Bei ihrer Einlieferung im Jahr 1901 sagte sie ihrem behandelnden Arzt »Ich habe mich selbst verloren«. Die Gespräche zwischen der Patientin und ihrem Arzt haben Medizingeschichte geschrieben. Denn der Arzt, von dem hier die Rede ist, war Alois Alzheimer. Er war damals Oberarzt an der Frankfurter Klinik, die von Prof. Emil Sioli geleitet wurde.

Auguste Deter war »die erste Alzheimer-Kranke«

Der Name der Patientin war Auguste Deter. Und ihr Vorname war das Einzige, woran sie sich noch erinnern konnte:

- »Wie heißen Sie?« – »Auguste.«
- »Wie ist Ihr Familienname?« – »Auguste.«
- »Wie heißt Ihr Mann?« – »Ich glaube, Auguste.«

Ihr Mann hatte Auguste Deter in die Klinik einliefern lassen. Er berichtete, dass sie extrem misstrauisch und eifersüchtig geworden sei, ihn gar einer Affäre beschuldige. Sie fühlte sich verfolgt, versteckte permanent Gegenstände, konnte nicht mehr kochen. Im Dezember 1901, kaum einen Monat nach ihrer Einlieferung, wusste sie noch nicht einmal mehr ihren Vornamen. »Wie heißen Sie?« – »Mai«. Im Frühjahr 1902 waren überhaupt keine Gespräche mit ihr mehr möglich. Alzheimer beschrieb einen ausgeprägten Unruhezustand, der sich in einem ausgeprägten Bewegungsdrang und in Veränderungen des Verhaltens (z. B. länger dauerndes Schreien) äußerte.

Alzheimer fand »merkwürdige Veränderungen« im Gehirn

Zwei Jahre später erhielt Alzheimer das Angebot, in Heidelberg bei dem renommierten Psychiater Emil Kraepelin zu forschen, und folgte diesem 1903 nach München. Dort erreichte ihn im Frühjahr 1906 die Nachricht, dass Auguste Deter am 8. April an einer Blutvergiftung verstorben sei. Sioli sendete ihm Krankenakte und Gehirn seiner früheren Patientin. Alzheimer war überzeugt davon, dass Geisteskrankheiten eine organische Ursache haben. Deswegen obduzierte er das Gehirn von Auguste Deter und entdeckte unter dem Mikroskop »sehr merkwürdige Veränderungen der Neurofibrillen«. Zudem fand er in der Hirnrinde »hirsekorngroße Herdchen, welche durch Einlagerung eines eigenartigen Stoffes bedingt sind«.

Anfang November 1906 berichtete er vor der Versammlung der Süddeutschen Irrenärzte in Tübingen von seiner Entdeckung – allerdings ohne auch nur irgendeine Reaktion aus dem Kollegenkreis zu erhalten. Keiner stellte eine Frage, seine Präsentation wurde zwar zur Kenntnis genommen, aber nicht weiter beachtet. Was in Anbetracht der damaligen durchschnittlichen Lebenserwartung auch nicht allzu verwunderlich war: Senile Alterserkrankungen waren überaus selten.

Vier Jahre später veröffentlichte Kraepelin dann sein Lehrbuch »Allgemeine Psychiatrie«, in dem er ausführlich das »senile und präsenile Irrsein« schilderte. Er nannte das bei der damaligen durchschnittlichen Lebenserwartung von 48 Jahren sehr seltene Leiden nach seinem »langjährigen treuen Mitarbeiter« die »Alzheimer-Krankheit«.

Prominente mit Alzheimer-Demenz

Erst Jahrzehnte später, als die Zahl der Alzheimer-Kranken aufgrund der längeren Lebenserwartung längst sprunghaft gestiegen war, geriet diese rätselhafte Erkrankung wieder in den Fokus der Wissenschaft. Wirklich intensiv wird aber erst seit Beginn der 1970er-Jahre daran geforscht. Zu einer traurigen Berühmtheit brachte es dabei die in den 1940er-Jahren gefeierte Hollywood-Diva Rita Hayworth. Ihre Alzheimer-Erkrankung wurde damals vor allem von der Sensationspresse als Alkohol- und Drogenabhängigkeit fehlinterpretiert. Ihre Tochter, Prinzessin Jasmin Aga Khan, ist Präsidentin von Alzheimer International. Rita Hayworth ist – neben dem mittlerweile ebenfalls verstorbenen früheren US-Präsidenten Ronald Reagan – wohl eine der bekanntesten Alzheimer-Patienten.

In Deutschland wurde bei Herbert Wehner, einem prägenden Politiker der ersten Nachkriegsjahrzehnte, in den letzten Lebensjahren eine Alzheimer-Erkrankung bekannt. In jüngster Zeit hat die Familie des bekannten Schriftstellers und Publizisten Walter Jens öffentlich über dessen Demenzerkrankung gesprochen.

Erkrankungsstadien und -verlauf

Gerade zu Beginn der Erkrankung erfahren die Betroffenen ihre Defizite noch aktiv. Meist ist zu diesem Zeitpunkt noch nicht bekannt, dass hinter den Veränderungen eine Krankheit steckt.

Die Familie reagiert oft mit Unverständnis und fordert von dem Betroffenen, »sich zusammenzureißen« oder »sich nicht so gehen zu lassen«. Das trägt sicherlich nicht zur Verbesserung bei, sondern birgt eher das Risiko in sich, dass der Betroffene sich zurückzieht. Hilfreich in dieser Anfangsphase ist dagegen, sich ausführlich zu informieren, natürlich einen Arzt aufzusuchen, falls das noch nicht geschehen ist, und sich gemeinsam Gedanken zu machen, wie das weitere gemeinsame Leben gestaltet werden kann, welche Vorsorgen man treffen muss etc.

Der Nervenzellverlust bleibt lange unbemerkt

Die Alzheimer-Krankheit ist eine sehr langsam fortschreitende Erkrankung. Jahrzehnte vor dem ersten Krankheitszeichen beginnt im Gehirn der Abbauprozess der Nervenzellen. Viele Jahre lang verursacht die im Gehirn fortschreitende Krankheit keine äußerlich erkennbaren Krankheitszeichen. Sie bleibt zunächst über längere Zeit symptomfrei, bis meist erste Gedächtnisstörungen auftreten und von Angehörigen oder dem Betroffenen selbst registriert werden. In diesem frühen Stadium der Symptomentwicklung ist die Unterscheidung zwischen Alzheimer-Demenz und Altersvergesslichkeit ohne Krankheitswert jedoch nur schwer zu treffen.

Die neuere Forschung hat herausgefunden, dass die verschiedenen Spuren im Nervenwasser (siehe S. 58) bereits vor den ersten Gedächtnisstörungen oder spätestens zusammen mit diesen entdeckt werden können. Sobald solche Spuren im Nervenwasser auftreten, wächst der Verdacht auf eine nachfolgende Demenzerkrankung vom Typ Alzheimer.

wichtig

In der ersten Zeit der Alzheimer-Krankheit können Gedächtnisstörungen das einzige auffällige Defizit sein.

Auch nach Einsetzen der ersten Gedächtnisprobleme bleiben viele geistige Fähigkeiten erhalten. Denn Sprachverständnis und sprachlicher Ausdruck ebenso wie der Bewegungsapparat sind oft erst in späteren Krankheitsstadien beeinträchtigt. Die Gedächtnisstörungen können also lange der einzige augenfällige Ausdruck der Erkrankung sein. Angesichts des Fehlens heilender Therapien sollten möglichst alle Chancen genutzt werden, um das Fortschreiten der Erkrankung im Frühstadium zu verzögern. Aktivität, gezielter Medikamenteneinsatz (siehe S. 84) und eine unterstützende, fördernde Umgebung können die Verschlechterung der Krankheit verzögern bzw. verlangsamen.

Das Gefühlsleben bleibt erhalten

Am wenigsten wird das Gefühlsleben durch die Erkrankung eingeschränkt. Es ist allerdings durch das Selbsterleben der schwindenden geistigen Fähigkeiten belastet. Die Fähigkeit, emotional zu reagieren, bleibt über den gesamten Krankheitsverlauf erhalten – von den meist vorübergehenden depressiven Verstimmungen abgesehen. So kann auch in einer Demenzkrankheit Freude hervorgerufen und erlebt werden, Trauer über Verluste oder Schmerz über die zunehmenden Einschränkungen und über die Belastungen der Pflegenden empfunden werden, auch wenn solche Gefühle manchmal nicht mehr in gewohnter Form geäußert werden können.

Zwischenmenschliche Gefühle bleiben bei Menschen mit Demenz meist viel länger erhalten als die Fähigkeit, sich sprachlich auszutauschen. Auf dem Weg von Gefühl und Einfühlung bleiben Demenzkranke für Angehörige und Freunde auch dann noch erreichbar, wenn die Fähigkeit, flüssig und schlüssig zu sprechen, versiegt.

Im Frühstadium ist vor allem das Gedächtnis gestört

Im frühen Stadium der Alzheimer-Krankheit stehen Gedächtnisstörungen im Vordergrund. Die Betroffenen können sich den Inhalt von Gesprächen oder Mitteilungen in Zeitung und Fernsehen nicht einprägen, sie erinnern sich nur bruchstückhaft an wenige Stunden zurückliegende Ereignisse, verlegen häufig Gegenstände an ungewöhnliche Orte (z. B. Geldbeutel in den Kühlschrank) und suchen danach oder vergessen mehrfach bestätigte Verabredungen.

Die Fähigkeit, Urteile zu fällen, Entscheidungen zu treffen und Probleme zu lösen, wird durch Gedächtnisstörungen in Mitleidenschaft gezogen. Bei vielen Kranken ist auch ein Nachlassen des Antriebs und der Eigenaktivität festzustellen, bei anderen eine zunehmende Reizbarkeit und ungewöhnliche Stimmungsschwankungen. Ein Teil der Kranken hat Probleme, sich örtlich zurechtzufinden, z. B. beim Autofahren, zu Fuß in fremder Umgebung oder beim Einkaufen im Supermarkt.

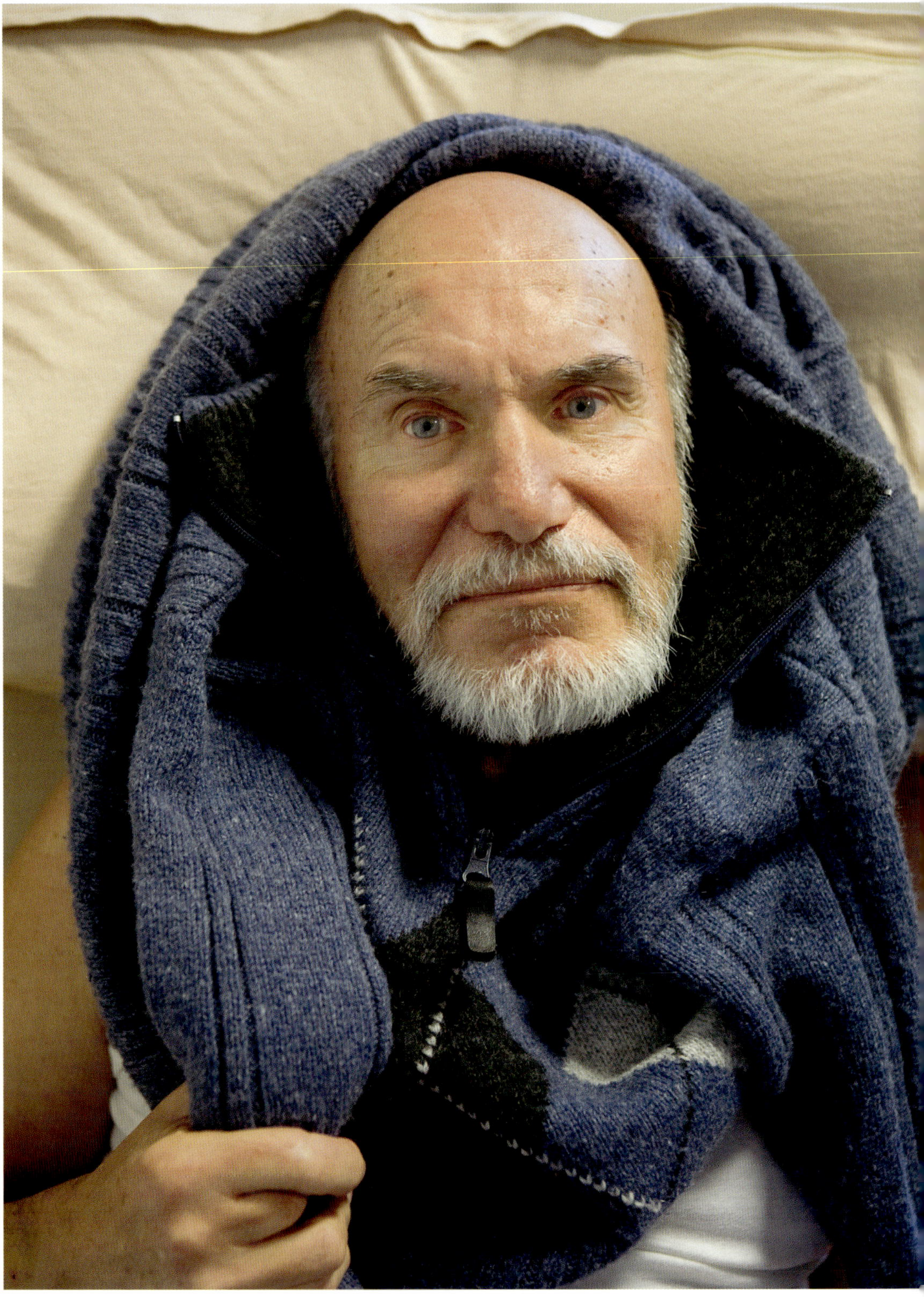

Bei oft gut erhaltener Sprache kann der Betroffene sich mit Angehörigen und Freunden unterhalten. Unternehmungen wie Wandern, in die Stadt gehen, Gartenarbeiten und Hausarbeiten erledigen oder mit den Enkeln spielen sind im frühen Stadium ebenfalls noch möglich. Optimismus und Zuversicht – trotz der Demenzerkrankung – sind auch in dieser Lebensphase hilfreich.

Die Tagesform kann stark schwanken

Auch wenn die Erkrankung insgesamt stetig fortschreitet, lassen sich doch im täglichen Erleben große Schwankungen feststellen. Es gibt durchaus Tage, in denen man den Eindruck hat, es hätte sich wieder verbessert. Gerade die Gedächtnisstörungen sind nicht gleichbleibend, sondern können sich innerhalb kurzer Zeit stark ändern. Gerade noch konnte man sich genau an ein Erlebnis erinnern, wenige Minuten später ist es wie weggeblasen. Am Vormittag konnte sich der Betroffene noch flüssig unterhalten, am Nachmittag ist nur noch ein stockendes Gespräch möglich.

Berufstätigkeit

Wenn der Betroffene noch beruflich aktiv ist, fallen auch in diesem Bereich die verminderte Leistungsfähigkeit und die zunehmende Schwierigkeit, den Anforderungen zu entsprechen, auf. Auch das berufliche Umfeld bemerkt die Veränderungen. Der Betroffene selbst ist häufig bemüht, die Defizite zu kaschieren und zu überspielen. Wird er direkt auf Fehlleistungen angesprochen, verleugnet er diese häufig.

Diese Verleugnungsstrategie ist zwar im Einzelfall nachvollziehbar, aber risikoreich, da hierdurch die Chance zur Verzögerung des Krankheitsfortschritts durch eine rechtzeitig einsetzende Therapie (siehe S. 83) verfehlt werden kann. Beginnt die Demenzerkrankung während der Berufstätigkeit, sollte gemeinsam mit dem behandelnden Arzt auch besprochen werden, wann die Aufgabe des Berufes sinnvoll ist.

TIPP

Selbstständigkeit und Zuversicht fördern

In dieser ersten Krankheitsphase, die meist mehrere oder gar viele Jahre dauert, ist noch ein weitgehend normales und selbstständiges Leben möglich – trotz der eingeschränkten geistigen Leistungsfähigkeit. Der Leistungsabfall geht aber oft mit depressiver Verstimmung einher. Eine optimistische, aktive Lebenseinstellung hilft, Probleme zu bewältigen, und hilft wahrscheinlich auch, den Krankheitsfortschritt zu verzögern.

Wie werden Gedächtnisprobleme emotional verarbeitet?

Die ersten Gedächtnisprobleme treten meist zunächst isoliert auf, ohne durch Probleme der Handlungsplanung, der Orientierung oder des sonstigen Denkvermögens begleitet zu sein. Allerdings fühlen sich viele Betroffene v.a. anfänglich im

TIPP

Wie soll man mit den zunehmenden Defiziten umgehen?

Für den kranken Menschen selbst ist vor allem die Anfangsphase der Erkrankung schwierig, da er seine zunehmenden Defizite selbst wahrnimmt, seine eigenen Erwartungen nicht mehr zu erfüllen vermag und unter den nachlassenden Fähigkeiten stark leiden kann. Eine wichtige Rolle spielt die Scham über die Leistungsausfälle. Besonders Menschen, die über viele Jahrzehnte erfolgreich versuchten, in Familie und/oder Beruf vorbildlich zu sein, und/oder Leistungen erbrachten, für die sie gelobt und anerkannt wurden, verfehlen oft schon zu Erkrankungsbeginn die selbst gesetzten Maßstäbe. Viele von ihnen schämen sich dafür.

Fremdkritik verschärft Scham und fördert die Verleugnung. Ob und mit wem die Betroffenen offen darüber sprechen möchten, liegt in ihrem eigenen Ermessen. Einigen Betroffenen hilft es bei der Krankheitsbewältigung, mit der Familie und auch professionellen Helfern zu sprechen, andere möchten sich mit der Erkrankung lieber nicht auseinandersetzen. Wir haben schon darauf hingewiesen, dass mangelnde Krankheitseinsicht ebenfalls zum Krankheitsbild gehört. Manche demenziell erkrankte ältere Menschen sind sich jedoch zu Erkrankungsbeginn schmerzlich einer Gedächtnisstörung bewusst, verleugnen diese aber und lehnen Hilfe ab.

Für die Angehörigen heißt das, die Entscheidung und das Verhalten des Betroffenen in jedem Falle zu akzeptieren. Aufgedrängte Gespräche oder, schlimmer noch, das Nachweisen oder Vorhalten der bemerkten Defizite wäre völlig fehl am Platz. Im weiteren Verlauf kommt den Angehörigen in erster Linie eine stützende und bestärkende Rolle zu. Achten Sie im Umgang mit dem Betroffenen darauf, sich lobend und positiv über seine Stärken und Fähigkeiten zu äußern. Auf kritische Anmerkungen oder Ironie sollte man dagegen verzichten.

Wichtig ist es, die zu Erkrankungsbeginn häufigen depressiven Verstimmungen zu erkennen, die auch das Ausmaß einer krankheitswertigen Depression annehmen können. Solche Depressionen können nämlich erfolgreich behandelt werden.

Gefühlsleben belastet. Oft treten Verstimmungen auf, wie z. B. Deprimiertheit, eine niedergedrückte, traurig-depressive Gefühlslage, Lustlosigkeit, Zweifel an sich selbst und Unfähigkeit, sich zu freuen oder die bisherigen Hobbys und Interessen zu verfolgen.

Die nachlassende Leistungsfähigkeit wird realisiert, woraus Scham, Traurigkeit und Hoffnungslosigkeit resultieren können. Hierzu können mehrere Gründe beitragen: die Hilflosigkeit angesichts der sich verschlechternden geistigen Leistungen, die zunehmenden Schwierigkeiten, sich den Nahestehenden verständlich zu machen, und manchmal auch die Enttäuschung über die nicht erfüllte Erwartung der Angehörigen. In solchen Fällen ist eine gezielte antidepressive Therapie indiziert. Die Chancen für Behandlungserfolge bei solchen begleitenden Depressionen sind gut.

Mittleres Stadium – die Selbstständigkeit schwindet

Die Krankheitszeichen nehmen allmählich zu, betreffen mehr Fähigkeiten und werden immer deutlicher. Ein selbstständiges Leben wird zunehmend beeinträchtigt. Irgendwann ist dann ein Grad erreicht, der die selbstständige Lebensführung nicht mehr zulässt. Die Kranken brauchen zunehmend Aufsicht und Hilfe bei Aufgaben des alltäglichen Lebens wie Benutzen von Verkehrsmitteln, Einkaufen, Zubereiten von Mahlzeiten, Einhalten regelmäßiger Mahlzeiten, Säubern der Wohnung und Bedienen von Haushaltsgeräten. Beschäftigungen wie Lesen, Fernsehen, Telefonieren, Leute treffen, Handarbeiten oder Heimwerken fallen den Betroffenen schwer und werden daher aufgegeben. Die Patienten sind bei früher vertrauten Beschäftigungen überfordert. Damit fallen viele Möglichkeiten zum Zeitvertreib weg. Unruhe, Ängstlichkeit und das Festhalten an vertrauten Bezugspersonen können zunehmen.

Unruhe, Aggression und »herausforderndes Verhalten«

In diesem Stadium entwickeln einige Betroffene erstmals vermehrte Reizbarkeit, innere und körperliche Unruhe. Hierzu können mehrere Gründe beitragen: die Hilflosigkeit angesichts der sich verschlechternden geistigen Leistungen, die zunehmenden Schwierigkeiten, sich den nahestehenden Menschen verständlich zu machen, und manchmal auch die Enttäuschung über die nicht erfüllte Erwartung der Angehörigen.

Auch Aggressionen können entstehen. Verständnisorientiertes Entgegenkommen hat in dieser Situation oft eine »deeskalierende«, d. h. eine beruhigende Wirkung. Wenig einfühlsame Reaktionen der Pflegenden steigern dagegen innere Unruhe, Bewegungsunruhe, Hilflosigkeit und aggressive Verhaltensweisen.

Störungen des Schlaf-Wach-Rhythmus

Störungen des Schlaf-Wach-Rhythmus, die sich in Schlafstörungen, Müdigkeit während des Tages und Aktivitätsdrang während der Nacht äußern, sind häufig. Meist liegen biologische Ursachen vor, bisweilen fehlt es aber auch an einer festen und angemessenen Tagesstruktur. Oft laufen dann die Betroffenen ohne Orientierung und ohne ein klares Ziel in der Wohnung oder im Haus umher. Manche gehen unbemerkt hinaus, verirren sich dann meist und finden nicht mehr nach Hause. Auch tagsüber verhalten sich einige Demenzkranke wie getrieben. Sie wiederholen einfache Tätigkeiten, da sie komplexere nicht mehr bewältigen. Entweder verfolgen sie Bezugspersonen auf Schritt und Tritt, oder sie räumen Dinge hin und her, durchwühlen Schubladen, spielen nervös mit irgendwelchen Gegenständen. Oder sie stellen fortwährend die gleiche Frage oder wollen immer wieder die gleiche Tätigkeit ausführen, z. B. die Jalousien herunterlassen oder hochziehen.

Im fortgeschrittenen Stadium besteht zunehmende Pflegebedürftigkeit

Im fortgeschrittenen Stadium besteht ein hochgradiger geistiger Abbau. Die Sprache verarmt immer mehr und beschränkt sich irgendwann auf wenige Wörter oder versiegt ganz. Die Kranken sind bei allen Verrichtungen des täglichen Lebens, Essen, Trinken, Baden, Aufsuchen der Toilette und weiteren Aktivitäten der Körperpflege, auf Hilfe angewiesen. Die Betroffenen werden zunehmend antriebslos und zeigen kaum noch Interesse an ihrer Umwelt oder auch an ihren eigenen Belangen. Sie sitzen stundenlang herum, ohne etwas zu tun. Fernsehen oder Lesen ist nicht mehr möglich. Alle Bewegungen und auch das Gehen werden langsamer. Sie gehen nur noch mit kleinen Schritten und müssen sich abstützen. Sie verlassen nur noch ungern das Zimmer oder die Wohnung. Zeitweise reagieren sie gereizt oder aggressiv.

Argwohn und Misstrauen

In diesem fortgeschrittenen Krankheitszustand versagt oft auch die Fähigkeit zur Wahrnehmung der Absichten von nahestehenden Bezugspersonen und zur Orientierung an der Realität. Ein zeitweiser Vertrauensverlust in die Angehörigen und die gewohnte Umgebung kann die Folge sein. Es entstehen Argwohn und Misstrauen. Pflegende Angehörige können dabei z. B. verdächtigt werden, Schmuck, Wertsachen, Geldbeutel und andere wichtige persönliche Dinge gestohlen zu haben.

Solche krankheitsbedingten Situationen verletzen umso mehr, je stärker der Einsatz und Verzicht der Pflegenden für den Erkrankten sind. Vor allem unter diesen Bedingungen sind aber Verständnis und

Zuwendung gegenüber dem Demenzkranken besonders gefordert.

wichtig

Vertraute Personen werden manchmal auch nicht mehr erkannt. Trotzdem sollten sich unter diesen Umständen Angehörige nicht zurückziehen.

Bettlägerigkeit

Manchmal geht auch die Kontrolle über Blase und Darm sowie über die Körperhaltung verloren. Die Kranken können nicht mehr alleine gehen und werden bettlägerig. Wenn man ihnen nicht dabei hilft, können sie das Bett nicht mehr verlassen. Ferner können Schluckstörungen und Krampfanfälle auftreten. Im allerletzten Krankheitsstadium kann – wie bei einem Neugeborenen – der Kopf nicht mehr aufrecht gehalten werden.

Die Anfälligkeit für Infektionen steigt. Hierzu kann auch der Bewegungsmangel beitragen. Lungenentzündungen führen dann oft zum Tode.

Krankheitsverlauf und Lebenserwartung

Die Lebenserwartung von Alzheimer-Patienten ist im Vergleich zu gesunden Gleichaltrigen verkürzt, dies kann man sicher sagen. Genaue Angaben zu den noch verbleibenden Jahren lassen sich aber nicht treffen. Denn es spielen ja viele Faktoren eine Rolle: Wie alt ist der Betroffene? Erfolgte die Diagnosestellung in einem frühen oder späten Krankheitsstadium? Wie ist seine Konstitution? Leidet er an weiteren Erkrankungen usw. Daher sind die Angaben von einer durchschnittlichen Überlebensdauer von fünf bis acht Jahren nach Diagnosestellung im Einzelfall sehr wenig aussagekräftig. Der Schwankungsbereich liegt zwischen zwei und zwanzig Jahren.

Ähnliches gilt für die Dauer der einzelnen Stadien. Im Krankheitsverlauf kann es Phasen geben, in denen der Schweregrad nicht merklich fortschreitet. Die Dauer des Frühstadiums, in dem noch viele Tätigkeiten und Aktivitäten möglich sind, wird mit durchschnittlich zwei bis vier Jahren angegeben. Doch auch dabei gibt es eine Schwankungsbreite und individuelle Unterschiede. Manche Patienten haben mehr als vier Jahre lang mit Unterstützung einen weitgehend eigenständigen, aktiven Alltag.

Man kann nicht direkt an einer Demenz sterben. Todesursachen resultieren aber oft aus den Demenzfolgen; z. B. begünstigt die reduzierte Mobilität Infektionen, die dann zum Tode führen. Daneben sterben viele Demenzkranke, genauso wie Gleichaltrige ohne Demenz, an einem Herzinfarkt, einem Schlaganfall oder an Krebs.

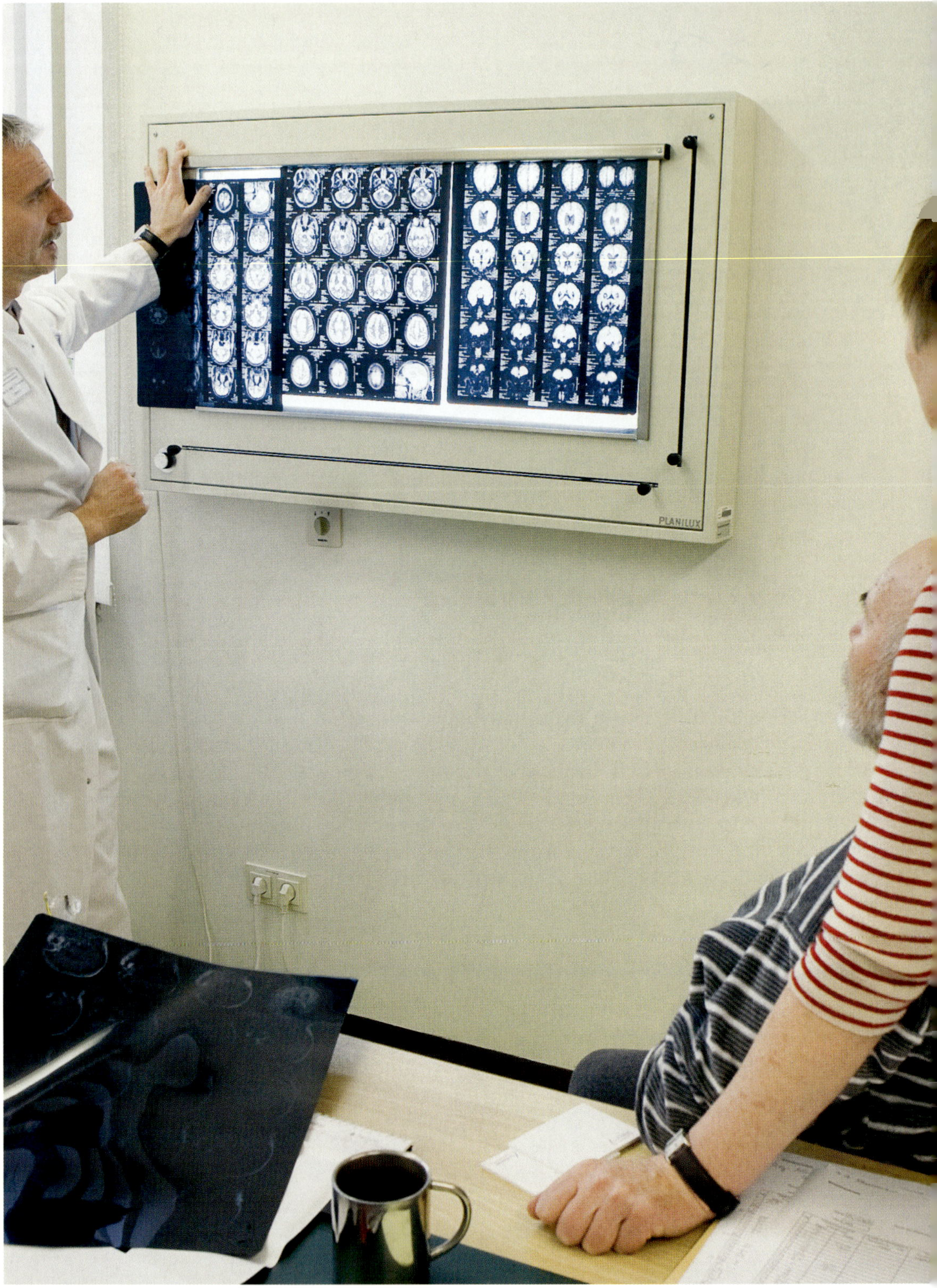
PLANILUX

Diagnose: Die Krankheit erkennen

In diesem Kapitel geht es um die Untersuchungen, die bei einem Demenzverdacht nötig sind. Kognitive Defizite lassen sich im Gespräch und in neuropsychologischen Tests feststellen. Die weiteren Diagnoseverfahren dienen dazu, die Ursachen abzuklären und andere Erkrankungen auszuschließen.

Wie untersucht der Arzt?

Demenzerkrankungen zählen zu den psychiatrischen und neurologischen Krankheiten. Bei der Diagnosestellung richtet sich der Arzt nach den Vorgaben der »ICD-10« (International Classification of Diseases and Related Health Problems).

Diese international gültige Klassifikation von Krankheiten und verwandten Gesundheitsproblemen wird von der Weltgesundheitsorganisation (WHO) herausgegeben und liegt derzeit in der zehnten Fassung vor. Eine noch etwas differenzierte Skalierung erlaubt das DSM-IV (Diagnostic and Statistical Manual of Mental Disorders), auf das hier aber nicht näher eingegangen werden soll. Neue Diagnosesysteme sind zur Zeit in Entwicklung.

»Demenz» ist dabei der Überbegriff für ein Syndrom als Folge einer meist chronischen oder fortschreitenden Krankheit des Gehirns mit Störung vieler höherer Gehirnfunktionen, einschließlich Gedächtnis, Denken, Orientierung, Auffassung, Rechnen, Lernfähigkeit, Sprache und Urteilsvermögen. Das Bewusstsein ist nicht getrübt. Die kognitiven Beeinträchtigungen werden gewöhnlich von Veränderungen der emotionalen Kontrolle,

WISSEN

Definition der Demenz nach der ICD-10

1. Störungen des Gedächtnisses

- Die Aufnahme und die Wiedergabe neuer Informationen sind gestört.
- In späteren Stadien gehen auch früher erlernte und vertraute Gedächtnisinhalte verloren.

2. Störungen des Denkvermögens

- Die Fähigkeit zum vernünftigen Urteilen ist beeinträchtigt.
- Der Ideenfluss ist vermindert.
- Die Informationsverarbeitung ist beeinträchtigt.

3. Störungen der emotionalen Kontrolle

- Das Sozialverhalten ist gestört.
- Die Motivation ist vermindert.

Die Diagnose »Demenz« ist nur gerechtfertigt, wenn die unter 1. und 2. genannten Störungen so ausgeprägt sind, dass sie eine wesentliche Beeinträchtigung der Aktivitäten des täglichen Lebens (z. B. Lesen, Einkaufen, Selbstständigkeit) mit sich bringen, und länger als sechs Monate anhalten.

des Sozialverhaltens oder der Motivation begleitet. Die Störungen müssen schwer genug sein, um die Aktivitäten des täglichen Lebens wesentlich zu beeinflussen, und sie müssen länger als sechs Monate andauern.

Das ärztliche Gespräch

Häufig ist der Hausarzt die erste Anlaufstelle. Er wird zunächst im Gespräch abfragen, welche Beschwerden und Veränderungen in der letzten Zeit aufgetreten sind und zum Demenzverdacht geführt haben. Also welche geistigen Funktionen beeinträchtigt sind und in welchem zeitlichen Verlauf diese Leistungsschwächen entstanden sind. Da es zum Krankheitsbild gehört, dass der Betroffene selbst oftmals die Veränderungen nicht wahrnimmt, nicht genau erinnert oder nicht wahrhaben will, liefert die Befragung des Angehörigen wichtige Informationen für den Arzt. Die Erfragung der Krankengeschichte wird als Anamnese bezeichnet (griechisch: »Erinnerung«). Der Arzt wird im Anamnesegespräch auch nach früheren Erkrankungen sowie nach sozialen, biografischen und familiären Aspekten fragen. Die geschilderten Beschwerden bilden die Grundlage für weitere Untersuchungen und die Diagnose.

TIPP

Was der Arzt wissen muss

Um sich ein umfassendes Bild zu machen, wird der Arzt bei Demenzverdacht auf jeden Fall auch einen Angehörigen des Betroffenen befragen. Wenn Sie sich gedanklich auf das ärztliche Gespräch vorbereiten möchten oder sich eventuell auch schon einige Stichworte dazu machen wollen, nennen wir hier einige der wichtigen Fragen, die der Arzt stellen wird:

- Welche Probleme gibt es?
- Wann haben sie begonnen, traten sie langsam schleichend oder plötzlich auf?
- Haben sie sich verändert?
- Hat sich das Verhalten geändert?
- Gibt es starke Stimmungsschwankungen oder gedrückte Stimmung?
- Wie sieht es mit den alltagspraktischen Fähigkeiten (kochen/waschen/Körperhygiene/Hobbys) aus?
- Hat sich die Sprache verändert?
- Gibt es Orientierungsschwierigkeiten?
- Hat der Antrieb oder das Interesse an Unternehmungen, Hobbys etc. nachgelassen?
- Welche Medikamente wurden in den letzten zwei Monaten eingenommen?
- Welche Vorerkrankungen gibt es?

Welche Untersuchungen sind nötig?

Die ausführliche Erhebung der Krankengeschichte erhärtet bereits den Demenzverdacht oder schwächt ihn ab. Um jedoch eine Diagnose stellen zu können, sind auf jeden Fall sogenannte neuropsychologische Untersuchungen notwendig. Diese überprüfen anhand von Fragebögen oder Tests die Gedächtnisleistung und sonstige geistige Leistungen.

Um andere mögliche Erkrankungen auszuschließen sind klinische und Blutuntersuchungen erforderlich. Häufig werden auch bildgebende Verfahren eingesetzt, die den »Blick ins Gehirn« ermöglichen.

wichtig

Bei der ärztlichen Untersuchung geht es nicht nur darum, eine Diagnose zu stellen, sondern auch darum, die Ursachen der kognitiven Defizite herauszufinden.

Ist einmal eine Einschränkung der kognitiven Leistungen festgestellt, muss nach deren Ursachen gefahndet werden. Daher muss die ärztliche Untersuchung internistische, radiologische, neurologische und psychische Befunde berücksichtigen, um alle möglichen Ursachen abzuklären. Die Fahndung nach Ursachen ist nicht verzichtbar, da manche »sekundären Demenzformen« auch mit heutigen Mitteln heilbar sind – im Gegensatz etwa zur Alzheimer-Erkrankung.

Die folgende Tabelle nennt wichtige Untersuchungsmethoden; welche der genannten Methoden und welche zusätzlichen Verfahren tatsächlich angewendet werden, hängt vom Einzelfall ab.

Wenn der Hausarzt einen Demenzverdacht hat, wird er den Betroffenen zur weiteren Abklärung zu einem Facharzt überweisen. Entweder zu einem niedergelassenen Nervenarzt, Neurologen oder Psychiater oder in eine universitäre Spezialambulanz. Letztere werden Gedächtnisambulanzen, Gedächtnissprechstunden oder Gedächtnisklinik (Memory-Klinik) genannt (siehe S. 52).

Demenzanzeichen – worauf achtet der Arzt?

Der Arzt wird nicht nur darauf achten, was der Patient berichtet, sondern auch darauf, wie er sich verhält und welchen Eindruck er macht. Nicht um ihn zu bewerten, sondern um zu erkennen, ob typische Defizite eines Demenzkranken vorhanden sind. Dabei richtet er sein Augenmerk u. a. auf folgende Punkte:

- Wie ist es um die Aufmerksamkeit des Patienten bestellt?
- Sind das Sprachverständnis und das Auffassungsvermögen gestört?

Untersuchungsmethoden bei Demenzverdacht.

Verfahren	Beschreibung und Beispiele
Anamnese – das ärztliche Gespräch	Der Betroffene selbst und ein Angehöriger (z. B. Partner oder erwachsene Tochter oder erwachsener Sohn) werden ausführlich befragt.
klinischer Status inkl. Risikofaktoren	- Bluthochdruck (Hypertonie) - Zuckerkrankheit (Diabetes mellitus) - Rauchen - Alkoholkonsum - frühere Erkrankungen
Labordiagnostik	- Blutbild - Fettstoffwechselstörungen - Homocystein - Elektrolyte - Blutzucker (Glukose) - Schilddrüsenparameter - Vitamin B_{12} - Folsäure - Urinstatus
neurologisch-psychiatrischer Status	z. B. zum Ausschluss einer Depression
psychometrische Tests zur Abschätzung des kognitiven Defizits	- DemTect (Demenz-Detection-Test) - MMST (Mini-Mental-Status-Test) - Uhrentest - CERAD-Testbatterie
bildgebende Verfahren	kraniales CT und MRT als Methoden der Wahl zum Nachweis von Atrophien, Infarkten und anderen fokalen Hirnveränderungen
Analyse des »Nervenwassers« (Liquordiagnostik)	Nachweis spezieller Marker im Nervenwasser: Amyloidfragmente, Tau-Protein, phosphorliertes Tau (siehe S. 58)

- Spricht der Patient klar und flüssig oder undeutlich und stockend?
- Funktionieren Denken und Handeln mit normaler Geschwindigkeit oder verlangsamt?
- Ist der Patient unruhig oder fahrig?
- Wie ist seine Stimmungslage?
- Zeigt er Verhaltensauffälligkeiten?

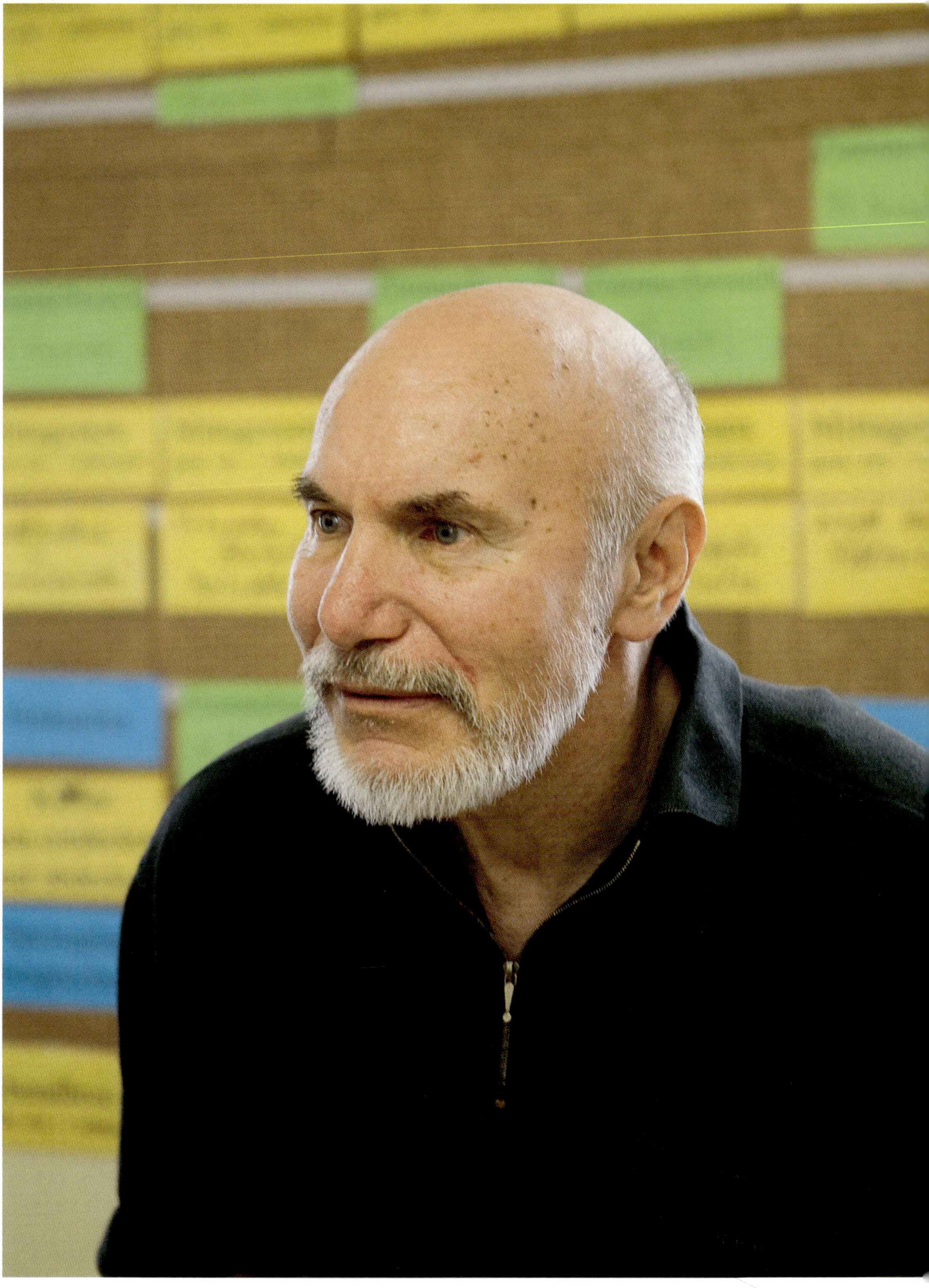

Der Facharzt verwendet bei der Untersuchung verschiedene Tests und lässt den Patienten kleine Aufgaben ausführen, um verschiedene kognitive Leistungen zu überprüfen:

- das verbale und visuelle Gedächtnis,
- das visuell-räumliche Denken,
- die Sprache sowie
- die Aufmerksamkeit und
- das Arbeitstempo.

Ausschlaggebend sind Geschwindigkeit und Korrektheit bei der Ausführung der vorgegebenen Aufgaben.

Was sind neuropsychologische Tests?

Zu einer neuropsychologischen Untersuchung gehören ein ausführliches Gespräch (Anamnese) und unterschiedliche Testuntersuchungen. Diese prüfen die verschiedenen Leistungsbereiche wie Gedächtnis, Sprache und Aufmerksamkeit. Während der Patient die Testaufgaben ausführt, achtet der Psychologe auf das Verhalten und die Art der Schwierigkeiten. Denn Ursache der beobachteten Veränderungen könnte beispielsweise auch eine Depression sein, die dann selbstverständlich anders behandelt werden muss als eine Demenz. Sinn der neuropsychologischen Untersuchung ist es also, den Demenzverdacht zu bestätigen oder zu verneinen und darüber hinaus Aussagen über die Art der Defizite zu machen. Grundsätzlich ist die neuropsychologische Untersuchung der erste Teil einer weit umfangreicheren Diagnosekette. Um verschiedene Leistungsbereiche zu prüfen, werden auch verschiedene Tests eingesetzt.

Gedächtnisstörungen sind oft Frühzeichen einer Alzheimer-Demenz

Besonders typisch sind Gedächtnisstörungen als erstes Anzeichen einer Alzheimer-Demenz. »Gedächtnis« bedeutet

WISSEN

Was sind psychometrische Testverfahren?

Mithilfe psychometrischer Tests lassen sich verschiedene geistige Fähigkeiten prüfen. Übliche Aufgaben sind: Geschichten oder Wörterlisten lernen, Fragen zur Orientierung beantworten, Abzeichnen, Schreiben, Anweisungen befolgen, Finger und Gegenstände benennen und Zahlenreihen nachsprechen. Psychometrische Tests werden in der ärztlichen Praxis eingesetzt, um den Schweregrad einer Demenz festzustellen, diagnostische Hinweise zu liefern sowie Veränderungen im Verlauf der demenziellen Erkrankung zu messen.

dabei die Fähigkeit, neue Dinge zu lernen und neu gelerntes Wissen abzurufen. Das Altgedächtnis, z. B. wo man zur Schule ging oder wo man früher wohnte, ist in den ersten Krankheitsphasen noch gut erhalten. Beeinträchtigt ist stattdessen die Merkfähigkeit für neue Erfahrungen, Mitteilungen und Erlebnisse. Dies prüft man, indem der Patient Wörterlisten, Bilderserien oder kurze Geschichten lernt.

Visuell-räumliche Störungen

Die Fähigkeit zu visuell-räumlichem Denken ist im Alltag überaus wichtig. Es ist notwendig bei praktischen Tätigkeiten, dient der Orientierung, dem Schreiben und Lesen, Uhrenlesen, dem Einschätzen von Entfernungen und Geschwindigkeiten. Patienten können Schwierigkeiten beim Anziehen bekommen, da sie die verschiedenen Öffnungen und Seiten nicht mehr korrekt zuordnen können. In der psychometrischen Untersuchung ist die Fähigkeit erschwert, dreidimensionale Gegenstände abzuzeichnen oder Vorlagen mit geometrischen Mustern nachzubauen. Neben Gedächtnisstörungen können auffallende visuell-räumliche Störungen das Frühzeichen einer Alzheimer-Demenz sein.

Wortfindungsstörungen

Wortfindungsstörungen, also die Unfähigkeit, einen Gegenstand korrekt zu benennen oder Sachverhalte zu beschreiben, sind bei einigen Patienten eines der ersten Anzeichen einer frontotemporalen Demenz. Entweder können die gezeigten Gegenstände gar nicht mehr benannt werden oder sie werden umschrieben. »Baum« wird zu »dem grünen Ding mit den vielen Blättern«. In den Tests wird mit sehr einfachen farbigen Zeichnungen im Stil eines Bilderbuchs für Kinder gearbeitet; damit wird auch den unterschiedlichen Bildungsniveaus der Testpersonen Rechnung getragen. Andere Tests erfordern vom Patienten das freie Produzieren bestimmter Wörter vorgegebener Kategorien, wie beispielsweise Möbel oder Pflanzen.

Sind bestimmte Handlungsabfolgen noch möglich?

Demenzpatienten sind bei fortgeschrittener Erkrankung häufig nicht mehr in der Lage, zwei Dinge gleichzeitig zu tun. Störungen von Handlungen bzw. koordinierten Handlungsabläufen heißen Apraxie.

WISSEN

Welche Ergebnisse sind möglich?

Die Auswertung der neuropsychologischen Untersuchung wird zu einer der drei genannten Folgerungen führen:

- Diagnose einer Demenz und Beschreibung der Beeinträchtigungen
- Diagnose einer leichten kognitiven Störung
- Ausschluss einer Demenz oder einer leichten kognitiven Störung

So gelingt die sinnvolle und – im gesunden Leben – selbstverständliche Abfolge von Handlungsschritten auf ein bestimmtes Ziel hin nicht mehr. Zähneputzen oder Waschen gelingt dann oft nicht mehr. Im Test kann man das Vorliegen einer Apraxie prüfen, z. B. mit dem Finger die Nasenspitze berühren oder in die Hände klatschen und danach die Hände überkreuzt auf die Schultern legen. Ein Demenzpatient kann dies im fortgeschrittenen Krankheitszustand oft nicht mehr.

Die Tests sind standardisiert und von den Fachgesellschaften geprüft. Sie werden meist von speziell dafür ausgebildeten Neuropsychologen durchgeführt. In den spezialisierten Facharztpraxen und Ambulanzen kommt meist eine Kombination verschiedener Tests, eine sogenannte »Testbatterie«, zum Einsatz. Somit ist eine möglichst breit gefächerte Diagnostik möglich. Einige der verfügbaren Tests beschreibt die folgende Tabelle.

Häufig verwendete Demenztests.

Bezeichnung (Abkürzung)	Beschreibung (Dauer)	Bewertung
Mini-Mental-Status-Test (MMST)	Aufgaben zu zeitlicher und räumlicher Orientierung, Erinnerung und Aufmerksamkeit, erlaubt erste Einschätzung einer möglichen Demenz (10–15 Minuten)	Punkte-Skala: 0–30 - 28–30 Punkte: keine Einschränkung - 24–27 Punkte: leichte kognitive Einschränkung - 20–23 Punkte: leichte Demenz - 10–19 Punkte: mittelschwere Demenz - ‹10 Punkte: schwere Demenz Unbehandelt verschlechtert sich der Wert im Mittel um ca. 2–3 Punkte pro Jahr; der jährliche Abfall kann von Patient zu Patient erheblich schwanken.
Alzheimer-Demenz-Bewertungs-Skala, kognitiver Test (englisch: Alzheimer's Disease Assessment Scale Cognition, ADAS-cog-Test)	Aufgaben zu Gedächtnis, Sprache und Orientierung (ca. 45 Minuten)	Punkte-Skala: 0–70 Je niedriger der Punktwert, desto geringer die Einschränkung. Mehr als 10 Punkte bedeuten eine kognitive Einschränkung. Unbehandelt steigt der Punktwert durchschnittlich um 8–11 Punkte pro Jahr.

Bezeichnung (Abkürzung)	Beschreibung (Dauer)	Bewertung
DemTect	Aufgaben zu Gedächtnis und Sprache; Wiederholen/Aufzählen von Begriffen, Zahlen als Zahlwörter und Zahlwort als Zahl schreiben (7–10 Minuten)	Maximal 18 Punkte, bei der Bewertung wird das Alter berücksichtigt. - 13–18 Punkte: altersgemäße kognitive Leistung - 9–12 Punkte: leichte kognitive Beeinträchtigung - ≤ 8 Punkte: Demenzverdacht
CERAD – Testserie des Consortium to Establish a Registry for Alzheimer's Disease	Zur CERAD-Testserie gehören verschiedene Elemente, die auf S. 53 beschrieben werden (Dauer ca. 1 Stunde)	Für jeden Test liegen Normen vor, die Alter, Ausbildung und Geschlecht berücksichtigen. Daher können leichte kognitive Störungen auch in Teilbereichen gut diagnostiziert werden.
Uhren(zeichen)-test	Der Patient erhält ein Blatt mit einem vorgezeichneten Kreis und soll die Ziffern so eintragen, wie sie auf einem gewöhnlichen Zifferblatt stehen. Danach müssen die Zeiger so eingezeichnet werden, dass sie die Zeit »zehn nach elf« anzeigen (Dauer: 5 Minuten).	Punkte-Skala: 1–6 (1 = keine Einschränkungen)
Disability Assessment for Dementia (DAD)	Ein Fragebogen erhebt die Alltagsfähigkeiten wie Körperpflege, kochen, essen, telefonieren oder einkaufen gehen. Befragt wird die betreuende Bezugsperson, nicht der Patient selbst (Dauer: je nach Aufwand).	Punkte-Skala: 41 (bester Wert)–0 Punkte (schlechtester Wert)

Bezeichnung (Abkürzung)	Beschreibung (Dauer)	Bewertung
Neuropsychiatrisches Inventar (NPI-Test)	Angehörige und Pflegende werden nach Wahnideen, Halluzinationen, Agitation und Aggression sowie Depressionen oder Störungen des Tag-Nacht-Rhythmus befragt.	Punkte-Skala: 0 (keine Auffälligkeiten)–144 Punkte (schwerste Störungen)
Dementia Care Mapping (DCM)	Verfahren zur fortlaufenden Dokumentation von individuellen Aktivitäten, Maßnahmen und Kommunikationen parallel zur Einschätzung des Wohlbefindens.	personenbezogen

Wie soll der Arzt die Diagnose »Demenz« eröffnen?

Das Bekanntwerden der Diagnose »Demenz« erschüttert den Patienten, seine Familie und sein persönliches Umfeld. Die Grenzen zukünftiger persönlicher Entwicklung, die zu erwartende langjährige Hilfebedürftigkeit, die von den Angehörigen zu erbringenden bzw. erwarteten Pflegeleistungen, die absehbaren Belastungen für den emotionalen Zusammenhalt der Familie wirken zunächst für den Betroffenen und die ihm nahestehenden Menschen als eine unabwendbare Bedrohung. Mit der Diagnose »Demenz« muss also sehr verantwortungsvoll umgegangen werden. Es verbietet sich, die Diagnose vorschnell einzusetzen. Andererseits beschädigen eine Verleugnung und eine Hinauszögerung der Diagnose die Interessen der Patienten.

Der Arzt hat die Aufgabe, die Diagnose zu eröffnen und zu erläutern, anschließend zu beraten, sich für weitere Rückfragen bereitzuhalten und den notwendigen menschlichen Rückhalt zu geben. Dieser Aufgabe kann der Arzt nur gerecht werden, wenn er dem Patienten und seiner Familie diese Diagnose in einem gesonderten, zeitlich großzügig bemessenen Gespräch mit allen entlastenden und zukunftsrelevanten Erläuterungen eröffnet.

Die Mitteilung einer Demenzdiagnose wird vom Patienten und seiner Familie

Untersuchung in der Gedächtnisambulanz/-klinik

Eine Gedächtnisklinik, oft auch als Memory-Klinik (memory = englisch: »Gedächtnis«) oder Gedächtnisambulanz bezeichnet, ist eine Einrichtung, die sich speziell mit der Diagnose und Behandlung von Alzheimer-Demenz und anderen Demenzformen beschäftigt. Häufig ist sie Teil einer Universitätsklinik oder einer Klinik mit dem Schwerpunkt Demenzerkrankungen.

Man kann die Gedächtnisambulanz bereits als erste Anlaufstelle nutzen. D. h., wenn Sie Gedächtnisprobleme und andere Störungen der geistigen Funktion bemerken, z. B.

- Gesprächsinhalte und Termine vergessen,
- Personen oder Dinge nicht mehr erkennen oder benennen können,
- die Orientierung verlieren,

können Sie unmittelbar einen Termin in der Gedächtnissprechstunde vereinbaren. Allerdings brauchen Sie dafür eine Überweisung.

Der alternative Weg ist, dass Sie erst Ihren Hausarzt aufsuchen, der Sie dann entweder zunächst selbst untersucht, gleich an einen Facharzt oder eben in eine Gedächtnisambulanz überweist.

Wie verläuft die Untersuchung?

Einige Gedächtnisambulanzen führen nur die Diagnostik durch, und die empfohlene Behandlung übernimmt dann wieder der niedergelassene Arzt, andere bieten eine komplette Betreuung an. Zum Teil ist es auch möglich, an klinischen Studien teilzunehmen. An vielen Gedächtniskliniken finden sich zusätzlich Beratungs- und Betreuungsangebote sowohl für die Betroffenen als auch für die Angehörigen. Einige bieten spezielle Therapieprogramme an.

Ein Vorteil der Gedächtnisambulanzen ist, dass Sie hier geballte Kompetenz finden. Idealerweise arbeiten Neurologen, Psychiater, Psychologen und Sozialarbeiter Hand in Hand, und Sie werden umfassend informiert.

Der erste Untersuchungstermin dauert meist ein bis zwei Stunden, wenn er ambulant durchgeführt wird; einige Einrichtungen nehmen den Betroffenen für die Diagnostik stationär auf. Meist wird darum gebeten, in Begleitung eines Angehörigen zu erscheinen.

Die Krankengeschichte (Eigen- und Fremdanamnese) wird aufgenommen, es erfolgen eine psychiatrisch-neurologische und eine körperliche Untersuchung. Anschließend werden neuropsychologische Tests mit dem Betroffenen durchgeführt.

Beispiel für eine neuropsychologische Testserie

In den Gedächtnisambulanzen kommt meist die Testserie des Consortium to Establish a Registry for Alzheimer's Disease (CERAD) zum Einsatz. Sie dauert ca. eine Stunde und besteht aus folgenden Elementen:

- Sofortabruf einer Liste von zehn Wörtern in drei Durchgängen, Spätabruf der Wörterliste ohne nochmalige Präsentation, späteres Wiedererkennen der zehn Wörter in einer Auswahl von zwanzig Wörtern (testet verbales Gedächtnis)
- Abzeichnen von Kreis, Raute, zwei Vierecken und einem dreidimensionalen Würfel (testet das visuell-räumliche Denken)
- Benennung von 15 Objekten
- Spätabruf der zuvor gezeichneten Figuren (testet das figurale Gedächtnis)
- Aufzählen von Tierarten in einer Minute (testet die Wortflüssigkeit)
- Mini-Mental-Status-Test

Die CERAD-Testserie wird oft noch ergänzt durch das Nacherzählen einer Kurzgeschichte, das Lernen anderer Wörterlisten oder die Identifizierung von vorher festgelegten Bildern aus einer vielfach größeren Bildersammlung. Hinzu kommen weitere Tests, welche die Geschwindigkeit der Informationsverarbeitung prüfen.

Wie geht es weiter?

Die Befunde werden im interdisziplinären Team besprochen. Wurde eine kognitive Beeinträchtigung festgestellt, folgen weitere Untersuchungen, die individuell sehr verschieden sein können. Ob diese bereits beim ersten Termin oder bei einem Folgetermin durchgeführt werden, ist unterschiedlich, zum Teil ist ein kurzzeitiger stationärer Aufenthalt nötig. Zu den Untersuchungsverfahren in der Alzheimer-Frühdiagnostik zählt beispielsweise die Magnetresonanztomographie (MRT, siehe S. 56) und die Nervenwasseruntersuchung (siehe S. 58).

oft als menschliche Tragödie erlebt. Die Betroffenen fühlen sich hilflos, beschämt und haben Angst vor der Zukunft und davor, allein gelassen zu werden. Der Arzt sollte auf ausgeprägte Gefühlsaktionen der Verzweiflung, Irritation und Trauer bei Betroffene und ihren Familienmitgliedern vorbereitet sein und in diesem Gespräch Patienten und deren Familie möglichst viel Sicherheit, Unterstützung und Zuwendung vermitteln.

Bereits bei der Diagnoseeröffnung sollte der Arzt auch die zahlreichen psychosozialen und pflegerischen Betreuungsmöglichkeiten aufzeigen, in der Folge sollte er gegebenenfalls Kontakte vermitteln. Die Diagnosemitteilung löst bei Patienten und ihren Familien eine solche unmittelbare Irritation aus, dass im Eröffnungsgespräch selbst nicht alle für Patienten und ihre Angehörigen relevante Fragen angesprochen werden. Daher sollte sich der Arzt auch längerfristig für Rückfragen, Beratung und Behandlung bereithalten. Auf die mittlerweile zahlreichen vorhandenen Beratungsstellen sollte ausführlich hingewiesen werden. Familien dürfen sich nicht allein gelassen fühlen.

Bedauerlicherweise ist unser effizienzorientiertes Gesundheitssystem für solche Aufgaben schlecht vorbereitet. Entsprechend erfolgt die Übermittlung der Diagnose »Demenz« durch Ärzte oft in unzulänglicher Form. Ratsuchende müssen sich daher häufig auch auf anderem Weg Beratung, Unterstützung und Hilfe suchen (siehe S. 142). Im Zweifelsfall sollte die nächstliegende Gedächtnisambulanz/ Gedächtnisklinik kontaktiert werden.

Weitere Diagnoseverfahren

Durch bildgebende Verfahren sollen einerseits andere Gehirnerkrankungen ausgeschlossen und andererseits die Diagnosesicherheit erhöht werden.

Bildgebende Verfahren sind Untersuchungsmethoden, bei denen mittels Röntgenstrahlen, Magnetfeldern oder bestimmter Substanzen die Gehirnstrukturen abgebildet und damit sichtbar gemacht werden. Der Arzt kann auf den Bildern die Art und Größe der Veränderungen im Gehirn erkennen. Diese Untersuchungen werden nur in speziellen Facharztpraxen oder Kliniken durchgeführt.

Wozu wird eine Computertomografie gemacht?

Bei der Computertomografie (CT) wird das Gehirn mithilfe von Röntgenstrahlen virtuell in dünne Querscheiben oder Schnittbilder zerlegt. Die Röntgenröhre, aus der die Strahlung kommt, dreht sich dabei schnell um die Längsachse des Kopfes, und Detektoren fangen die Strahlung auf und messen, wie stark diese durch die unterschiedlichen Gehirnstrukturen abgeschwächt wird. Dichtes Nervengewebe erscheint im Computerbild, das als Tomogramm bezeichnet wird, hell, während flüssigkeitsgefüllte Räume dunkel erscheinen.

In der Demenzdiagnostik dient die CT vor allem dazu, andere Ursachen wie einen Hirntumor, einen Schlaganfall, einen Normaldhydrozephalus (»Wasserkopf« durch Aufstau des Nervenwassers in den Hirnkammern) oder andere Formen von spezifisch behandelbaren bzw. rückbildungsfähigen Demenzformen auszuschließen. Außerdem verliert das Gehirn bei einer neurodegenerativen Demenz, wie der Alzheimer-Demenz, im Laufe der Erkrankung an Masse, wobei die flüssigkeitsgefüllten Räume mit der Zeit größer werden. Im Krankheitsverlauf werden daher also auch die schwarzen Bereiche auf dem Computertomogramm größer. Heute wird die Computertomografie (CT) zunehmend durch die Magnetresonanztomografie (MRT) ersetzt (siehe S. 56).

Wie funktioniert die Magnetresonanztomografie?

Bei einer Magnetresonanztomografie (MRT) werden die Gehirnstrukturen mit einem Magnetfeld gemessen. Die Darstellung ist ähnlich wie bei einer CT, allerdings bietet die MRT eine bessere Auflösung und hat den Vorteil, dass man bei der Untersuchung keiner Röntgenstrahlung, sondern Magnetfeldern ausgesetzt wird. Genau wie die CT dient auch die MRT vor allem zu Beginn der Erkrankung dazu, eine sekundäre Demenz auszuschließen. Außerdem kann die MRT zerebrale Durchblutungsstörungen im Gehirn nachweisen, die auf eine vaskuläre Demenz hinweisen würden.

Darüber hinaus lässt sich mit speziellen MRT-Techniken auch schon in frühen Krankheitsstadien der Alzheimer-Demenz die Abnahme gedächtnisrelevanter Strukturen im Gehirn messen, beispielsweise ist der Hippocampus häufig verkleinert.

Neben den eben vorgestellten Verfahren zur strukturellen Bildgebung gibt es noch Methoden zur funktionellen Bildgebung. Mit diesen Untersuchungen kann beispielsweise die Durchblutung oder der Energiestoffwechsel bestimmter Gehirnregionen dargestellt werden.

Was ist funktionelle bildgebende Diagnostik?

Die entwickelten Verfahren zur funktionellen Bildgebung ermöglichen nicht nur einen Blick ins Gehirn, sondern man kann den Nervenzellen fast bei der Arbeit zuschauen. Man sieht dabei nicht die einzelnen Gehirnzellen, denn die sind viel zu klein, aber man kann aus der verbrauchten Menge an Glukose oder Sauerstoff erkennen, welche Gehirnareale aktiv sind, also gesund arbeiten, und welche nicht.

Positronen-Emissions-Tomografie (PET)

Die Positronen-Emissions-Tomografie (PET) z. B. ist eine sehr sensitive Methode, funktionelle Veränderungen im Gehirn zu erfassen. Dem Patienten wird eine schwach radioaktive Substanz, meist eine Zuckerlösung, in die Blutbahn gespritzt. Das Zuckermolekül ist so verändert, dass es radioaktiv strahlt, und diese Strahlung kann mit entsprechenden Detektoren gemessen werden. Die Strahlenbelastung ist dabei so gering, dass die Untersuchung nicht gesundheitsschädlich ist.

wichtig

Die PET erfasst bereits Veränderungen in der Frühphase der Alzheimer-Demenz.

Gesunde Gehirnareale, die gut arbeiten, brauchen einen beständigen Zuckernachschub und nehmen daher den Tracer (die markierten Zuckermoleküle) auf. Gehirnbereiche, die durch die Erkrankung bereits geschädigt sind, haben dagegen nur noch einen verminderten Stoffwechsel, was sich in der PET zeigt. In ähnlicher Weise lassen sich mit entsprechenden Tracern der Sauerstoffverbrauch, die Cholinesterase-Aktivität und die Amyloidplaques – also direkte demenzielle Veränderungen – darstellen.

Funktionelle Magnetresonanztomografie (fMRT)

Ein weiteres Verfahren ist die funktionelle Magnetresonanztomografie (fMRT), bei der die Stärke des Blutflusses im Gehirn dargestellt wird. Dabei entspricht der Blutfluss der Zellaktivität der Gehirnzellen und spiegelt damit ihre Gesundheit wider. Bei diesem Verfahren werden die Sauerstoffmoleküle, die an das Hämoglobin – den roten Farbstoff – im Blut gebunden sind, durch Magnetismus sichtbar gemacht. Bei dieser Methode ist keine radioaktive Markierung nötig. Allerdings muss der Patient bei der Untersuchung relativ lange (20 Minuten bis zu einer Stunde) ruhig auf dem Rücken liegen und darf den Kopf nicht bewegen.

Diese funktionellen Verfahren werden nur in speziellen Kliniken durchgeführt und kommen zurzeit, da sie relativ aufwendig und teuer sind, nur in Einzelfällen oder zu Forschungszwecken zum Einsatz. Breiter angewendet wird dagegen folgendes nuklearmedizinische Verfahren, das kostengünstiger, aber auch etwas ungenauer ist.

Single-Photon-Emissions-Tomografie (SPECT)

Bei der Single-Photon-Emissions-Tomografie (SPECT) wird die Aufnahme und Verteilung eines radioaktiv markierten Proteins (Hexamethylpropylenaminoxim, HMPAO) im Gehirn gemessen. Die Verteilung des Proteins stellt eine Momentaufnahme der Durchblutung und indirekt auch des Stoffwechsel des Gehirns dar. In den sehr frühen Krankheitsstadien sind die SPECT-Befunde oft noch normal, sodass die Methode keine verlässliche Unterstützung bei der Früherkennung bietet. Daneben gibt es auch die Gefahr falscher positiver Befunde, man sieht also Veränderungen, obwohl tatsächlich keine Alzheimer-Demenz besteht. Die Verfügbarkeit der Methode ist jedoch im Gegensatz zu den anderen Verfahren gut, sowohl Kliniken als auch viele niedergelassene Röntgenärzte und Nuklearmediziner bieten sie an.

Wann untersucht man das Nervenwasser?

Zunehmend wichtige Instrumente bei der Diagnostik von Gehirnkrankheiten stellen die sogenannten Biomarker dar: Darunter versteht man objektiv messbare biologische Merkmale, die auf einen Krankheitsprozess hinweisen. Die mittlerweile entdeckten Krankheitsprozesse bei der Alzheimer-Krankheit hinterlassen »Spuren« im Nervenwasser (Liquor): Die Abbauprodukte des Amyloidvorläuferproteins (APP) und das freigesetzte Tau-Protein breiten sich vom Gehirn in das umgebende Nervenwasser aus; die krankheitsbedingt vermehrt auftretenden, schädlichen und sich verklumpenden Abbauprodukte im Gehirn kommen folglich im Nervenwasser in gelöster Form und – bei Patienten mit der Alzheimer-Krankheit – in veränderter Menge vor. Sie können dort durch sehr sensitive immunologische Tests (ELISA-Methoden) in einer durch Punktion entnommenen Probe von Nervenwasser nachgewiesen werden.

Nachweis von schädlichen Amyloidfragmenten

Die Entstehung der Amyloidplaques im Gehirn, die die Alzheimer-Krankheit kennzeichnen, wird heute sehr gut verstanden (siehe S. 67). Zu den wesentlichen Bestandteilen dieser Plaques gehören v. a. die besonders stark zur Verklumpung neigenden Aβ-42-Peptide, die durch den Abbau des Amyloidvorläuferproteins (APP) entstehen. Diese Peptide finden sich auch im Nervenwasser, und

WISSEN

Wie funktioniert eine Lumbalpunktion?

Die Hohlräume im Gehirn (Hirnventrikel) und der Wirbelkanal sind mit Nervenwasser gefüllt und stehen in Verbindung. Um das Nervenwasser zu untersuchen, wird eine Lumbalpunktion vorgenommen. D. h., mit einer Punktionsnadel wird aus dem unteren Teil des Wirbelkanals etwas Flüssigkeit entnommen. Die Entnahme erfolgt unterhalb des ersten Lendenwirbelkörpers, wo sich kein Rückenmark mehr befindet. Die Sorge, dass bei der Untersuchung das Rückenmark verletzt werden könnte, ist also unbegründet. Die Prozedur selbst ist nicht schmerzhafter oder viel langwieriger als eine gewöhnliche Blutentnahme. Lediglich das Gefühl, dass etwas im Bereich der Wirbelsäule manipuliert wird, und der Druck, mit dem die harte Haut des Rückenmarksacks durchstochen werden muss, können etwas unangenehm sein. Um Kopfschmerzen zu vermeiden, sollte man nach der Entnahme eine Weile liegen bleiben und viel trinken.

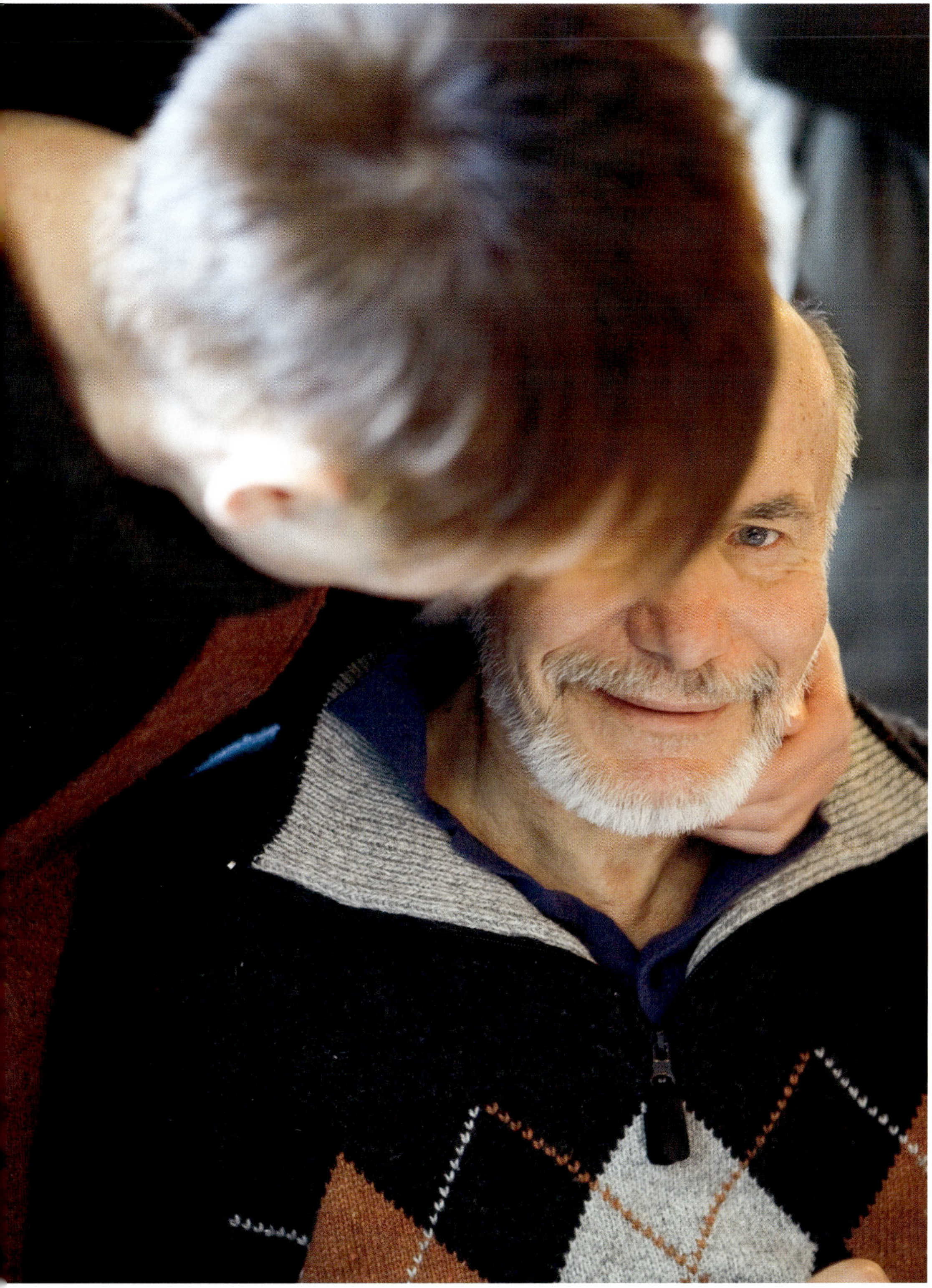

zwar bei der Alzheimer-Krankheit in veränderter Menge.

Nachweis von Tau-Protein im Nervenwasser

Bei einer neurodegenerativen Erkrankung gehen Nervenzellen zugrunde. Eiweißstoffe aus dem Halte- und Stützapparat von Nervenzellen werden dann freigesetzt, z.B. das Tau-Protein (siehe S. 69); es kommt auch zu einer vermehrten Inaktivierung durch Phosphorylierung (Phospho-Tau). Diese im Gehirn freigesetzten Eiweißstoffe gehen auch in das Nervenwasser über, wo sie dann nachgewiesen werden können. Dieser Prozess ist aber nicht für die Alzheimer-Krankheit spezifisch, sondern kommt ebenso bei anderen neurodegenerativen Demenzen und Krankheiten vor. Entsprechend finden sich gleichsinnige Veränderungen im Nervenwasser bei der frontotemporalen Demenz und bei der Creutzfeldt-Jakob-Krankheit.

Die diagnostische Aussagekraft der Biomarker im Nervenwasser

In zahlreichen großen Studien konnte das Vorliegen einer Alzheimer-Krankheit aufgrund dieser Parameter mit sehr hoher Genauigkeit festgestellt werden. Dabei ist für den Fall einer Alzheimer-Krankheit festzustellen:

- Der Spiegel des Aβ-42-Peptids ist erniedrigt; Grund für diesen zunächst nicht verständlich erscheinenden Befund: Aβ-42 wird bei der Alzheimer-Krankheit zwar vermehrt im Gehirn gebildet, es klumpt sich aber auch verstärkt in dem Amyloidplaques zusammen, sodass ein erhöhter Anteil von Aβ-42 in den Verklumpungen (Plaques) gebunden ist; folglich steht weniger freies Aβ-42 für den Austausch mit dem Nervenwasser zur Verfügung.
- Die Spiegel für das Tau-Protein und insbesondere für das phosphorylierte Tau sind im Gehirn und im Nervenwasser erhöht.

Die kombinierte Messung dieser Parameter (v.a. Aβ-42 und Phospho-Tau) macht eine Abgrenzung von Demenzkranken mit einer Alzheimer-Krankheit gegenüber gesunden Personen (also z.B. gegenüber Personen mit Altersvergesslichkeit) mit sehr hoher Genauigkeit möglich, was an diagnostischen Kennwerten abgelesen werden kann: Sensitivität 92 Prozent, Spezifität 89 Prozent bezogen auf eine zusammenfassende Auswertung über 17 Studien zu beta-Amyloid-1-42 und über 34 Studien zu Phospho-Tau. Ebenso kann eine Abgrenzung gegenüber anderen Demenzformen mit relativ hoher, aber immer noch mit nur eingeschränkter Genauigkeit vorgenommen werden.

Besonders bemerkenswert ist, dass diese Spiegelveränderungen im Nervenwasser oft auch schon im sehr frühen Stadium in krankheitstypischer Weise zu beobachten sind. Die Untersuchung des Gehirnwassers lässt damit bereits zu einem Zeitpunkt Aufschlüsse auf das Krankheitsgeschehen im Gehirn zu, zu dem das Vollbild der Demenz noch nicht ausgebildet ist.

Auch eine Depression kann zu Vergesslichkeit führen

Es kommt gar nicht so selten vor, dass Menschen, die vermuten, demenzkrank zu werden, tatsächlich »nur« unter einer Depression leiden. (Das »nur« bezieht sich darauf, dass die Depression im Gegensatz zur Demenz meist wieder verschwindet, wenn sie richtig behandelt wird.) Denn auch bei dieser Erkrankung ist das Gedächtnis häufig beeinträchtigt. Zum Teil stehen die Gedächtnisstörungen sogar an erster Stelle, und nicht, wie man allgemein annimmt, die Traurigkeit oder gedrückte Stimmung. Zu meinen, es könne keine Depression sein, weil man sich gar nicht tief traurig fühle, ist also falsch.

Typische Symptome einer Depression

Depressive Menschen können unter sehr unterschiedlichen Symptomen leiden, und zum Teil sind nur wenige oder gar keine der typischen Symptome vorhanden. Im Rahmen einer Depression können beispielsweise folgende Veränderungen auftreten:

- Man bemerkt Gedächtnisstörungen und Konzentrationsschwierigkeiten.
- Das Denken funktioniert noch langsamer als sonst und fühlt sich mühsamer an.
- Man wird von Schuldgefühlen geplagt, bezieht Kritik immer gleich auf sich selbst, macht sich häufig Sorgen und nimmt grundsätzlich die schlimmste mögliche Wendung an.
- Entscheidungen überfordern einen, man überlegt hin und her, aber der Impuls, sich jetzt für dieses oder jenes zu entscheiden, kommt einfach nicht.
- Dinge, die einem früher Spaß gemacht haben, interessieren einen kaum noch. Es stellt sich ein »Es-ist-doch-alles-egal-Gefühl« ein.
- Gefühllosigkeit kann aufkommen. Man empfindet gar nichts mehr. Auch Freude und Fröhlichkeit fehlen.
- Schlafstörungen können ebenfalls Ausdruck einer Depression sein, vor allem frühmorgendliches Erwachen ist typisch.
- Zu vielen Aktivitäten, die einem früher leicht von der Hand gingen, fehlt der »Schwung« und Antrieb. Aufstehen, sich ankleiden, den neuen Tag zu beginnen, erfordert große Anstrengung.

Wie kann man Demenz und Depression unterscheiden?

Ein wichtiges Unterscheidungsmerkmal ist der Umgang der Betroffenen mit der Vergesslichkeit. Demenzkranke versuchen meist die Gedächtnisstörungen herunterzuspielen oder zu kaschieren, Depressive dagegen sprechen häufig und mit großer Sorge darüber. Ein weiterer Unterschied ist, dass bei einer Depression Krankheitszeichen wie rasche Ermüdung, Erschöpfungszustände, Reizbarkeit oder Versagensängste meist vor den kognitiven Störungen auftreten, während es bei der Demenz umgekehrt ist. Weitere Unterscheidungsmerkmale zeigt die folgende Tabelle.

Viele ältere Demenzkranke sind auch depressiv

Allerdings ist es leider nicht so, dass man entweder an einer Demenz oder an einer Depression erkrankt, sondern es ist durchaus möglich, dass man an beiden Krankheiten gleichzeitig leidet. Gerade zu Beginn einer Demenz, wenn der Betroffene also noch bewusst seine zunehmenden kognitiven Defizite realisiert, kann dies verständlicherweise zu depressiven Verstimmungen führen. Genauso ist es möglich, dass man an einer Depression erkrankt ist und später eine Demenz hinzukommt. Beide Erkrankungen kommen gehäuft im Alter vor, ihr Zusammentreffen ist also relativ wahrscheinlich. Schätzungsweise 15–20 Prozent aller Alzheimer-Patienten leiden zusätzlich an einer Depression. Dabei können sich die Krankheitszeichen überlagern und teilweise gegenseitig verstärken. Sowohl die Depression als auch die Demenz sollten auf jeden Fall ausreichend behandelt werden. Welche Medikamente dazu zur Verfügung stehen, erfahren Sie auf S. 84. Liegt nur eine Depression vor, können sich beim Therapieerfolg auch die pseudo-demenziellen Begleiterscheinungen wieder zurückbilden. Sind beide Erkrankungen vorhanden und werden beide behandelt, ist zumindest mit einer Milderung einiger Symptome zu rechnen.

Unterschiede zwischen der Alzheimer-Demenz und Pseudo-Demenz bei einer Depression.

Merkmal	Alzheimer-Demenz	Pseudo-Demenzsyndrom der Depression
Alter	meist ab siebtem Jahrzehnt	jedes Erwachsenenalter
Beginn	unmerklich über Monate bis Jahre	meist rasch in Stunden bis Tagen
ähnliche Episoden in der Vorgeschichte	nein	ja, häufiger
Arztbesuch	oft nur auf Drängen der Angehörigen	oft aus eigenem Antrieb und eigener Sorge
äußerliche Erscheinung und Verhalten	vernachlässigt, unordentlich, labil, apathisch, unter Umständen auch »witzelnd«	besorgt, gehemmt (manchmal auch agitiert, also unruhig), klagsam, traurig
Klagen über Gedächtnisstörungen	selten, schildert die Beschwerden eher ungenau	häufig, schildert detailliert, wann welche Störungen auftreten

Merkmal	Alzheimer-Demenz	Pseudo-Demenzsyndrom der Depression
Tagesschwankungen	oft abends oder bei Müdigkeit schlechter	meist morgens schlechter (Morgentief)
Stimmung	wechselnd, leicht umzustimmen (Einbußen werden nicht wahrgenommen)	gleichbleibend depressiv (Einbußen werden verstärkt erlebt)
Angst	gering	Versagensangst
Aufmerksamkeit	gestört	nur bei schweren Formen der Depression gestört
Schuldgefühle	nein, beschuldigt häufiger andere	ja, häufige Minderwertigkeits- und Schuldgefühle
Verhalten	meist unbesorgt, fordernd	meist sehr besorgt, unsicher und zurückhaltend
Körperpflege	wird vernachlässigt	bleibt unauffällig
Auffassung	meist stark gestört	meist nicht gestört
Gedächtnisstörungen und andere kognitive Störungen	von den Gedächtnisstörungen ist zunächst das aktuelle Geschehen betroffen, später kommen weitere Störungen hinzu (auch von Schrift und Zeichen)	abgesehen von einer Verlangsamung keine weiteren Störungen
Schlaf	Schlaf-Wach-Rhythmus oft gestört	häufig frühmorgendliches Erwachen
nächtliche Unruhe und Verwirrtheit	ab mittlerem Stadium oft	selten
Verlauf	langsam schlechter werdend, stetiger Verlauf	meist rasch schlechter werdend, wechselnder Verlauf
antidepressive Therapie	ohne Einfluss auf Gedächtnis und Denken	bessert Gedächtnis und Denken
Dauer	chronisch, bleibend	akut, vorübergehend

Die Tabelle stammt in leicht abgewandelter Form aus Krämer G., Förstl H.: Alzheimer und andere Demenzformen.

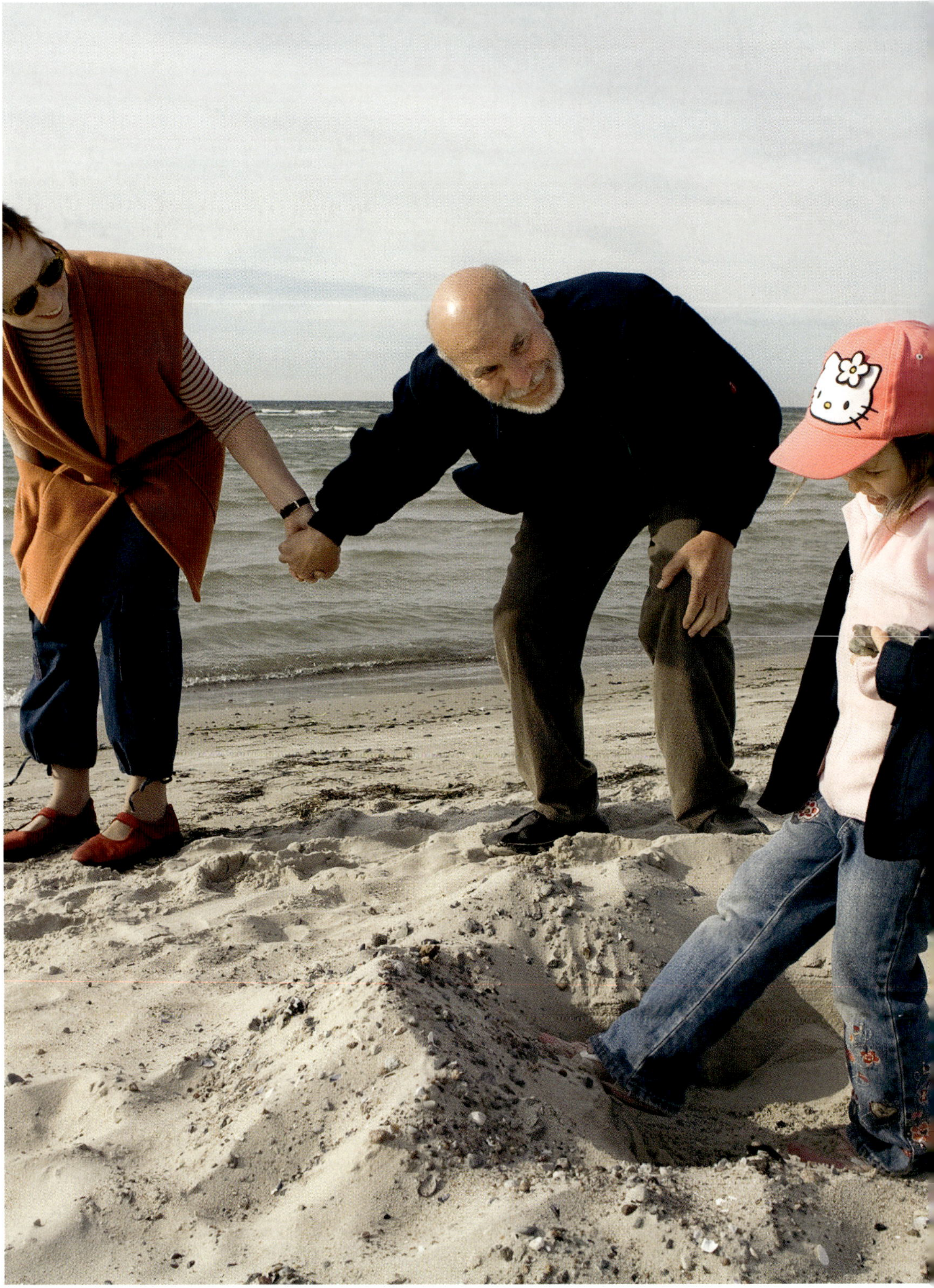

Ursachen: Entstehung und Vorbeugung

Warum sterben bei der Alzheimer-Demenz so viele Gehirnzellen ab? Welche Prozesse stecken dahinter? Wird die Erkrankung vererbt? Und was kann man tun, um vorzubeugen? Diese und weitere Fragen wollen wir nun beantworten.

Wie entsteht eine Alzheimer-Demenz?

Ein gewisser Abbau von Gehirnzellen und Gehirngewebe ist ein normaler Alterungsprozess. Im Gegensatz zu den meisten anderen Körperzellen teilen sich – abgesehen von sehr speziellen Ausnahmen – Nervenzellen nach der Geburt nicht mehr.

Die Nervenzellen erreichen ein Alter von 80 bis 100 Jahren. Bei der Alzheimer-Demenz sterben die Nervenzellen jedoch wesentlich schneller ab, und es sind auch viel mehr Zellen betroffen, als gesund oder normal wäre. Das Gehirn schrumpft regelrecht zusammen. Aber warum ist das so? Um das zu verstehen, muss man einen etwas genaueren Blick auf das Gehirn werfen. Unter dem Mikroskop werden die krankmachenden Veränderungen deutlich sichtbar.

Es bilden sich Eiweißablagerungen

Im Gehirn von Alzheimer-Kranken bilden sich Ablagerungen von Eiweißen bzw. Eiweißbruchstücken (Proteine bzw. Proteinfragmente), sogenannte »Plaques« (siehe Kasten). Dabei handelt es sich um schädliche Abbauprodukte eines normalen Proteins, die sehr schlecht löslich sind und im Gehirn nicht abgebaut werden können. Es bilden sich Klumpen unlöslichen Amyloids, die außerhalb der Nervenzellen liegen und über unbekannte Mechanismen zum Untergang der Nervenzellen führen.

In den Nervenzellen entstehen Neurofibrillen

Eine zweite typische Veränderung lässt sich ebenfalls bei einer feingeweblichen Untersuchung des Gehirns erkennen. Das sind die sogenannten Neurofibrillen (siehe Kasten auf S. 69). Auch bei diesen handelt es sich um Proteine, die sich zu Faserbündeln zusammendrehen. Ihre Funktion, die Zellelemente, die den Stofftransport innerhalb von Nervenzellen bewerkstelligen, zu stabilisieren, können sie so nicht mehr ausführen. Die Nervenzelle funktioniert nicht mehr und stirbt ab.

WISSEN

Wie entstehen die Amyloidplaques?

Ein wesentliches Merkmal der Alzheimer-Demenz ist die Ablagerung von Proteinfragmenten (Amyloidpeptide oder Aβ-Peptide genannt) in Form unlöslicher Aggregate (Amyloidplaques) im Hirngewebe der Patienten. Nach der von vielen Wissenschaftlern vertretenen Amyloid-Hypothese sind eine verstärkte Bildung oder ein verminderter Abbau von Aβ-Peptiden im Gehirn ursächlich für das Absterben von Nervenzellen und die klinische Symptomatik der Alzheimer-Demenz.
Aβ-Peptide entstehen aus einem viel größeren Protein, dem Amyloidvorläuferprotein (APP). Das im gesamten Körper vorkommende APP wird durch biochemische Scheren, sogenannte Sekretasen, in kleinere Bruchstücke zerlegt, woraus die Aβ-Peptide entstehen. Hierbei werden Aβ-Peptide unterschiedlicher Länge gebildet, die entweder aus 40 oder 42 Aminosäurebausteinen bestehen. Das Aβ-42-Peptid hat eine besonders starke Neigung, unlösliche Amyloidplaques zu bilden. Viele Studien belegen, dass eine Anhäufung dieses längeren Aβ-42-Peptides im Gehirn ein sehr früher und ursächlicher Schritt in der Entwicklung der Alzheimer-Erkrankung ist. Die biochemischen »Scheren« der β- und γ-Sekretase spielen eine entscheidende Rolle bei der Bildung des krankheitsfördernden Aβ-42-Peptides. Folglich sind diese Sekretasen wichtige Ansatzpunkte für die Entwicklung neuer Medikamente.
Um die Bildung der schädlichen Aβ-Peptide und der Amyloidplaques zu verhindern, werden zurzeit eine Reihe von Hemmstoffen für die β- und γ-Sekretase entwickelt. Diese Enzyme haben jedoch im Organismus eine Reihe von wichtigen Funktionen. So wurde für die β-Sekretase eine Rolle bei der Entwicklung des peripheren Nervensystems nachgewiesen, denn sie hilft beim Aufbau der Myelinscheiden, dem Isoliermaterial der Nervenfasern. Ob die β-Sekretase auch im zentralen Nervensystem von Erwachsenen eine wichtige Rolle spielt, konnte bisher nicht abschließend geklärt werden. Es muss daher zunächst untersucht werden, ob Hemmstoffe der β-Sekretase schwerwiegende Nebenwirkungen verursachen könnten.
Die γ-Sekretase ist ein Komplex aus vier einzelnen Proteinen. Sie schneidet nicht nur APP, sondern viele weitere Proteine, die z. B. für die Immunabwehr unverzichtbar sind. Um diese Problematik zu umgehen, wird beispielsweise versucht, Hemmstoffe herzustellen, die gezielt nur die Bildung des besonders schädlichen Aβ-42-Peptides verhindern, ohne die Spaltung anderer Proteine durch die γ-Sekretase zu beeinflussen. Hemmstoffe dieser Art befinden sich jedoch noch in der wissenschaftlichen Entwicklung. Man wird erst in einigen Jahren wissen, ob solche Arzneimittel bei Alzheimer-Patienten wirksam sind. Ein anderer möglicher

Behandlungsansatz sind Impfungen mit Aβ-Peptiden. Diese Impfungen sollen durch die Bildung von Antikörpern die natürliche Immunabwehr der Patienten gegen die Aβ-Peptide mobilisieren, und damit den Abbau von Amyloidablagerungen im Gehirn verstärken (siehe auch S. 97).

Zunächst bilden sich Neurofibrillen in der sogenannten entorhinalen Rinde und greifen allmählich auf den Schläfenbereich (Temporallappen) und den Scheitelbereich (Parietallappen) des Gehirns über. Der Hippocampus ist besonders betroffen. Sowohl entorhinale Rinde wie auch der Hippocampus dienen als Schalt- und Sammelstelle von Informationen und spielen eine wichtige Rolle für das Gedächtnis. Das erklärt, warum Gedächtnisstörungen zu den frühen Krankheitszeichen bei der Alzheimer-Demenz gehören.

Dem Gehirn fehlt der Botenstoff Acetylcholin

Als Folge des Nervenzelluntergangs in einigen Gehirnregionen kommt es zu einem Mangel bzw. zu einem Ungleichgewicht an bestimmten Botenstoffen, die Nervenzellen nutzen, um miteinander zu kommunizieren. Davon sind vor allem die Botenstoffe Acetylcholin und Glutamat betroffen. Im Falle des Acetylcholins sind das die Nervenzellen, deren Zellkörper im sogenannten Meynert-Basalkern liegen, der sich im basalen Vorderhirn befindet. Diese Nervenzellen werden, da sie Acetylcholin bilden, cholinerg genannt. Sie senden (projizieren) ihre Nervenbahnen vor allem in verschiedene Bereiche der Großhirnrinde, die allgemein gesprochen dem Denken dienen. Der Mangel an Acetylcholin erklärt einen Teil der auftretenden Lern- und Erinnerungsstörungen bei Alzheimer-Patienten. Auf diese Zusammenhänge gehen wir im Medikamentenkapitel auf S. 84 näher ein, da man diese Veränderungen bereits heute mit Medikamenten behandeln kann.

Synapsen und Nervenzellen sterben ab

Alle bisher beschriebenen Veränderungen führen zunächst zu einem Verlust von Synapsen, also den Kontaktstellen der Nervenzellen, über die diese miteinander kommunizieren. Die Synapsen sind die Bestandteile des Nervensystems, die am

WISSEN

Warum bilden sich Neurofibrillen?

Der wesentliche Bestandteil der Neurofibrillen ist das Tau-Protein. Normalerweise bindet das Tau-Protein an Mikrotubuli. Das sind Strukturen innerhalb der Nervenzellen, die für den Stofftransport zuständig sind. Ähnlich wie Förderbänder transportieren die Mikrotubuli benötigte Substanzen aus dem Zellkörper über die langen Nervenfortsätze (Axone) bis in die kleinen Verzweigungen mit den Synapsen, die die Kontaktstellen zwischen den Nervenzellen bilden. Bei der Alzheimer-Erkrankung zeigen die Tau-Proteine jedoch eine vermehrte Phosphorylierung, also eine zu häufige Verknüpfung mit Phosphor, wodurch sie nicht mehr an die Mikrotubuli binden können. In der Folge funktionieren die Mikrotubuli und damit der Stofftransport zu den Kontaktstellen (Synapsen) nicht mehr. Die phosphorylierten Tau-Proteine lagern sich zu den genannten Neurofibrillen zusammen. Diese abnormen Tau-Protein-Ablagerungen innerhalb von Nervenzellen finden sich auch bei anderen neurodegenerativen Erkrankungen wie der frontotemporalen Demenz, man nennt diese Erkrankungen daher auch Tauopathien.

schnellsten reagieren. Auch im gesunden Gehirn werden beständig Synapsen abgebaut und andere neu gebildet. Diese Neuverschaltung ist die Grundlage des Lernens. Dieses Prinzip wird auch Plastizität genannt. Das Gehirn hat mit mehr als 100 Billionen solcher Kontakte (Synapsen) und 100 Milliarden Gehirnzellen enorme Reserven zur Verfügung. Es kann über einen langen Zeitraum Verluste ausgleichen, ohne dass Leistungseinbußen oder Schwächen zu bemerken sind. Erst wenn ein gewisser Schwellenwert überschritten wird, kommt es zum Verlust von kognitiven Leistungen und zur demenziellen Symptomatik.

Genveränderungen

Die Vererbung von krankhaften Genveränderungen hat nur bei sehr wenigen Alzheimer-Patienten einen entscheidenden Einfluss. Die meisten Krankheitsfälle treten sporadisch auf, d. h. ohne erblich vorbestimmt oder beeinflusst worden zu sein.

Genveränderungen sind nur sehr selten ursächlich verantwortlich

Nur bei knapp zwei Prozent aller Alzheimer-Patienten ist die Krankheit dominant vererbt. Dominante Vererbung bedeutet, dass die Veränderung, die Mutation, eines einzigen Gens für die Entstehung der Krankheit ausreicht und dass statistisch gesehen die Hälfte aller Nachkommen eines Betroffenen ebenfalls erkrankt. Die veränderten Gene liegen auf den Chromosomen 1, 14 oder 21. Die Träger dieser spezifischen Genmutationen erkranken nahezu regelmäßig (sogenannte kausale Genvarianten), meist bereits sehr früh, schon weit vor dem 60. Lebensjahr. Daher ist das gehäufte Auftreten der Erkrankung in den betroffenen Familien meist seit Generationen bekannt. Die folgende Tabelle gibt dazu einen Überblick.

Variante des Apolipoproteins (ApoE-4): Eine Risikovariante

Weiterhin erhöhen bestimmte Varianten im Apolipoprotein-E-Gen (ApoE-Gen) geringfügig die Anfälligkeit für das Auftreten einer Alzheimer-Demenz und die Wahrscheinlichkeit, in einem etwas jüngeren Alter zu erkranken. Drei Varianten des ApoE-Gens treten in der Bevölkerung auf: Epsilon-2, Epsilon-3 und Epsilon-4, wobei bei Trägern einer Epsilon-4-Variante die Alzheimer-Krankheit um etwa 2,5- bis 4-mal häufiger auftritt als er-

Früh beginnende Alzheimer-Demenz bei bekannten Genmutationen.

Chromosom	Genveränderung	Auswirkungen
1	Mutation des Präsenilin-2-Gens	Es gibt bisher 13 unterschiedliche Mutationen, die zu Alzheimer-Demenz führen; die teilweise früh beginnende (45–85 Jahre) familiäre Form tritt nur selten auf (unter 1 % der Fälle).
14	Mutation des Präsenilin-1-Gens	Bisher sind mehr als 150 Mutationen in diesem Gen bekannt, die zu den frühesten (25–60 Jahre) und aggressivsten genetisch bedingten Formen der Alzheimer-Demenz führen. Der Anteil der Mutationen im Präsenilin-1-Gen an allen autosomal-dominant vererbten Alzheimer-Fällen liegt bei 50–80 %.
21	Mutation des Amyloidvorläuferproteins (APP)	Früh beginnende (45–65 Jahre) familiäre Form. APP-Mutationen sind für etwa 2–3% aller Fälle der autosomal-dominant vererbten Alzheimer-Demenz mit bekannter Mutation verantwortlich.

wartet. Bei weitem nicht jeder Träger der ApoE-4-Variante erkrankt jedoch an der Alzheimer-Demenz. Es handelt sich nicht um einen dominanten Erbgang, wie bei den kausalen Genen. Nur im Zusammenspiel mit anderen, noch unbekannten Faktoren fördert die ApoE-4-Variante das Auftreten der Alzheimer-Demenz in geringem Ausmaß. Es handelt sich damit um sogenannte Risikogenvarianten, nicht um kausale Genvarianten. Im Einzelfall ist es daher für eine gesunde Person nicht aussagekräftig und nicht zukunftsweisend, welche Varianten des ApoE-Gens sie trägt.

Noch zurückhaltender müssen die seit 2009 entdeckten weiteren Risikogenvarianten betrachtet werden (Clusterin-Gen). Ihr Beitrag zum Alzheimer-Demenz-Risiko ist deutlich geringer als der von ApoE-4.

Alle diese Risikogenvarianten taugen daher nicht in der Diagnostik einzelner Patienten.

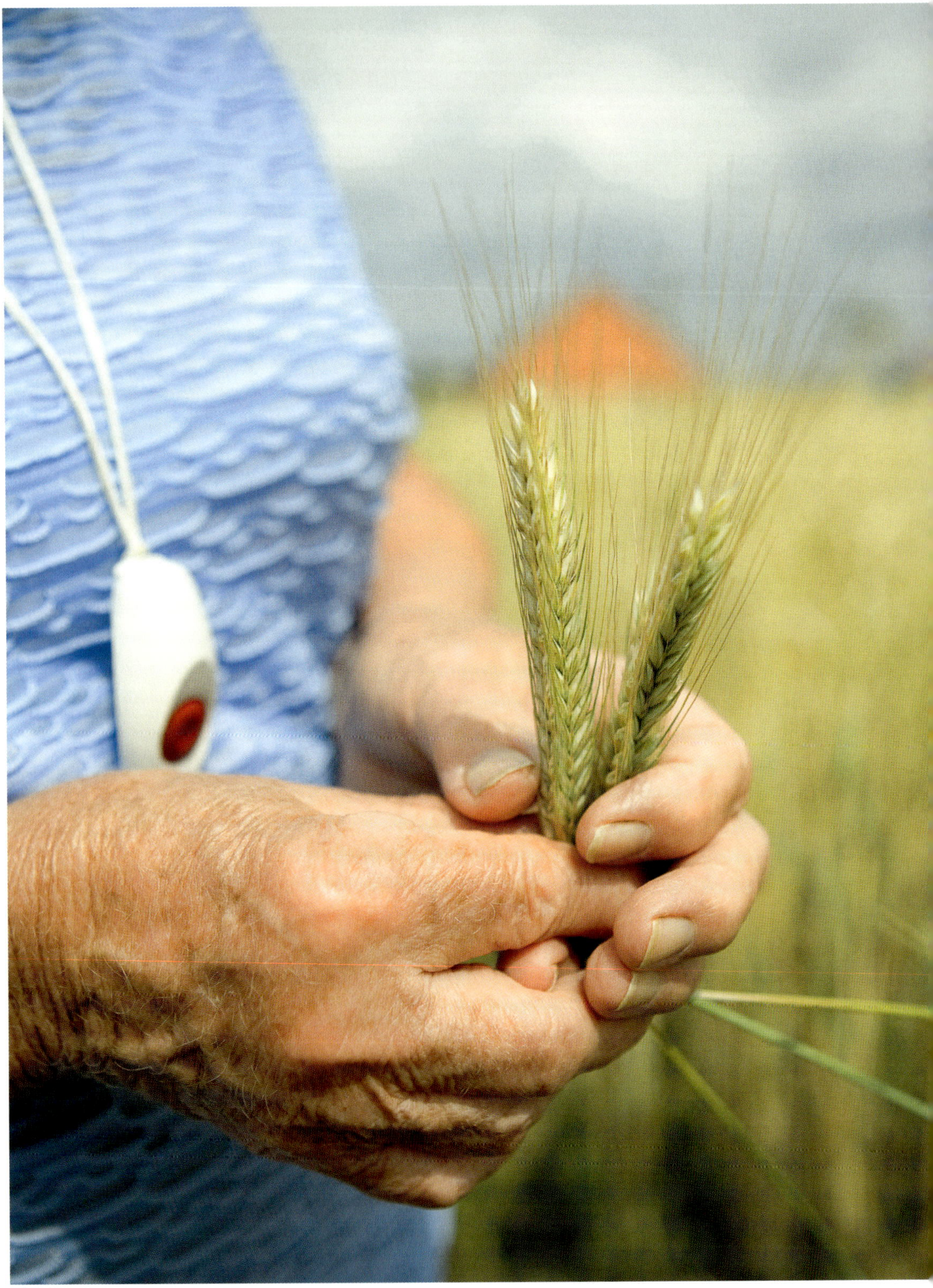

Kann man einer Demenz vorbeugen?

Demenzen sind überwiegend Erkrankungen des hohen und höheren Lebensalters. D. h.: Je älter wir werden, desto höher ist unser Risiko, an einer Demenz zu erkranken (siehe Tabelle auf S. 22).

Das Alter ist also ein sehr großer Risikofaktor. Wenn Ihre Mutter oder Ihr Vater an einer Alzheimer-Demenz erkrankt ist, ist das eigene Risiko dadurch nicht wesentlich erhöht, da es sich in den meisten Fällen ja um die sporadisch auftretende Erkrankung und nicht um eine familiär vorbestimmte Form handelt. Ohnehin wäre dies ein Risikofaktor, an dem Sie – ebenso wie am Risikofaktor Alter – nichts ändern können. Es gibt allerdings eine ganze Reihe von Risikofaktoren für Demenzen, auf die wir durchaus Einfluss haben. Es liegt in Ihrer Hand, diese möglichst gering zu halten. Zu den Strategien gehören eine bewusste Lebensführung, regelmäßige Vorsorgeuntersuchungen sowie geistiges und körperliches Training.

Risikofaktoren als Ansatz zur Vorbeugung

- Übergewicht
- Rauchen
- übermäßiger Alkoholkonsum
- kalorienreiche Ernährung
- Ernährung mit zu viel tierischem Fett
- Bewegungsmangel und wenig Sport
- fehlende geistige Anregungen (und/oder nur wenige Ausbildungs- und Schuljahre)
- überhaupt nicht oder schlecht behandelter Bluthochdruck
- überhaupt nicht oder schlecht behandelter Diabetes
- Schilddrüsenerkrankungen
- hoher Cholesterinspiegel
- Mangel an bestimmten Vitaminen (vor allem Folsäure)
- frühere Schädelhirntraumen (z. B. durch Boxen)

Diese Risikofaktoren wirken ein Leben lang auf das Gehirn ein. Sie verursachen erst nach Jahrzehnten, also im Alter, die Entstehung der Alzheimer-Krankheit. Die Vorbeugung dieser Krankheit muss demnach früh beginnen, d. h. spätestens im mittleren Erwachsenenalter, besser noch früher in der Erziehung. Nachfolgend erhalten Sie einige Tipps und Hinweise für erfolgreiche Vorbeugung.

Auf gesunde Ernährung achten

Als Faustregel gilt: Alles was gut für Ihr Herz ist, ist auch gut für Ihr Gehirn! Dazu gehört natürlich auch eine ausgewogene Ernährung mit viel Obst und Salat, magerem Fleisch, Vollkorn- und Milchprodukten. Wichtig ist auch eine ausreichende Flüssigkeitszufuhr von 1,5 bis 2 Litern täglich. Dazu eignen sich Wasser, Schorlen, Früchte- und Kräutertees oder verdünnte Obstsäfte. Kaffee und schwarzer Tee sind in Maßen ebenfalls erlaubt. Dass Rauchen der Gesundheit schadet und man nicht mehr als ein Glas Wein oder Bier am Tag trinken sollte, ist mittlerweile hinlänglich bekannt. Übergewicht schadet nicht nur dem Herzen und den Gelenken, sondern auch dem Gehirn.

wichtig

Nutzen Sie regelmäßig die Vorsorgeuntersuchungen zur Gesundheit. Sind der Blutdruck, der Blutzucker und die Cholesterinwerte noch in Ordnung?

Es gibt einen Zusammenhang zwischen hohem Blutdruck sowie schlechten Blutfettwerten in den mittleren Lebensjahren und einer späteren Alzheimer-Erkrankung. Nehmen Sie die angebotenen Vorsorgeuntersuchungen war.

Die grauen Zellen auf Trab halten

Es gibt zahlreiche Hinweise darauf, dass ein oft und immer wieder aktiviertes Gehirn weniger schnell an einer Demenz erkrankt als ein untrainiertes. Unser Gehirn ist unsere Schaltzentrale für Gedächtnis, Gefühle, Erlerntes und Verhalten. Das Gehirn zu fordern und zu trainieren regt es an, immer wieder neue Zellen zu bilden, neue Informationsbahnen aufzubauen und somit seine Kapazitäten zu erhalten und zu erweitern.

Aus dem Englischen kommt das Motto »use it or loose it«, zu Deutsch: »Benutze es oder verliere es«. Es gibt vielfältige »Trainings-Möglichkeiten« dieser Art: Lesen, Musik hören, Kreuzworträtsel lösen, sich in einem Ehrenamt engagieren – erlaubt ist, was gefällt. Eine wichtige Rolle kommt dabei auch der Pflege der sozialen Kontakte zu. Sich mit Freunden zu treffen, ins Theater oder Kino zu gehen oder einen gemeinsamen Ausflug zu unternehmen, das Kaffeekränzchen jeden Mittwochnachmittag oder der sonntägliche Waldspaziergang tun also mehr für Ihre Gesundheit, als Sie vielleicht angenommen haben. Wichtig ist dabei nur, dass Sie nicht zu Hause auf dem Sofa sitzen und sich vom Fernsehen berieseln lassen.

WISSEN

Wann ist man übergewichtig?

Die derzeit gültigen Gewichtsempfehlungen orientieren sich am Body-Mass-Index (BMI), der Körpergröße, Gewicht und Alter in Proportion stellt. Der BMI berechnet sich aus dem Körpergewicht in kg, dividiert durch das Quadrat der Körpergröße in Metern.
BMI = Gewicht in Kilogramm/(Körpergröße in Metern)^2

Idealer BMI in Abhängigkeit vom Alter.

Altersgruppe	empfohlener BMI
45–54 Jahre	22–27
55–64 Jahre	23–28
› 64 Jahre	24–29

Von Fettleibigkeit (Adipositas) spricht man bei beiden Geschlechtern ab einem BMI von 30.
Man sollte aber auch auf den Taillenumfang achten, da das Bauchfett als Risikofaktor für Typ-2-Diabetes, Blutfettstörungen, Herzerkrankungen, Schlaganfall und andere Erkrankungen gilt.
Nach den Kriterien der Weltgesundheitsorganisation gilt als leicht erhöhtes Risiko ein Taillenumfang

- bei Männern von über 94 cm
- bei Frauen von über 80 cm

und als stark erhöhtes Risiko

- bei Männern ein Wert über 102 cm
- bei Frauen über 88 cm

Trainieren Sie Ihren Körper

Es ist mittlerweile wissenschaftlich erwiesen, dass regelmäßige Bewegung nicht nur das Risiko, an einer Herzerkrankung, einem Schlaganfall oder an Diabetes mellitus zu erkranken, senkt, sondern auch das Risiko für eine Demenz. Wichtig ist hierbei gar nicht so sehr die Art der Bewegung, sondern die Regelmäßigkeit. Am besten sind 30 Minuten täglich an der frischen Luft. Machen Sie, worauf Sie Lust haben, was Ihnen guttut und Ihren körperlichen Möglichkeiten entspricht. Reservieren Sie sich dafür feste Zeiten.

Wenn Sie sich in der Gruppe leichter tun oder sich unsicher bei der Wahl der körperlichen Aktivität sind: Schauen Sie doch einmal in das Programm Ihrer Volkshochschule oder der örtlichen Vereine. Das Angebot ist vielfältig, preisgünstig und auch auf die ältere Generation und ihre Bedürfnisse zugeschnitten. Die meist vorhandenen »Schnupperstunden« bieten auch die Möglichkeit, einmal etwas Neues unverbindlich auszuprobieren.

WISSEN

Schützt Östradiol vor Demenz?

Die Antwort auf diese Frage ist leider: Nein. Östradiol gehört zu den weiblichen Sexualhormonen, den Östrogenen. Östrogene spielen nicht nur bei der Fortpflanzung eine Rolle, sondern besitzen verschiedene weitere vorteilhafte Wirkungen. So etwa auf das Herz-Kreislauf-System, auf den Stoffwechsel der Knochen und auch auf das Gehirn. Dort tragen Östrogene als Neurohormone und Schutzfaktoren auf vielfältige Weise zur Struktur, Funktion und Erhaltung von Nervenzellen bei. Aufgrund dieser die Nervenzellen schützenden Wirkung der Östrogene wurde vermutet, dass eine Hormon-Ersatztherapie nach der Menopause möglicherweise auch das Demenzrisiko reduziert. Dies hat sich allerdings nicht bestätigt.

So kommen Körper und Geist in Schwung

Brauchen Sie noch ein paar Anregungen, wie man ohne viel Aufwand etwas für seine Gesundheit tun kann?

- Nutzen Sie, wann immer es geht, die Treppe statt des Fahrstuhls.
- Für kleinere Besorgungen sollte man zu Fuß gehen, statt das Auto zu nehmen.
- Wenn es einem zunächst schwerfällt, sich zur Bewegung zu motivieren, sollte man sich jeweils ein konkretes Ziel setzen und sich belohnen, wenn man es erreicht hat. Also, wenn Sie vor einem einstündigen Spaziergang zurückschrecken, laufen Sie zunächst nur eine halbe Stunde, kehren zur Belohnung in einem Café ein, trinken etwas und laufen dann noch mal eine halbe Stunde wieder zurück.
- Regelmäßige Gartenarbeit wirkt sich ebenfalls positiv aus.
- Tanzen Sie gern, kommen aber kaum noch dazu? Vielleicht motiviert es Sie zu wissen, dass Tanzen Ihr Gehirn auf ideale Weise fördert und aktiviert. Die Kombination von Koordinationsfähigkeiten, Bewegung, Rhythmusgefühl und sozialer Interaktion hält sehr viele Gehirnbereiche gleichzeitig auf Trab und verbessert die Zusammenarbeit dieser Regionen.
- Lernen Sie eine neue Sprache, z. B. zur Urlaubsvorbereitung.
- Strategische Brettspiele wie Schach oder Backgammon, bei denen man die grauen Zellen anstrengen muss, sind ebenfalls gut.
- Nutzen Sie Ihr Gehirn auf vielfältige Weise, lösen Sie z. B. Kreuzwort- oder Zahlenrätsel (z. B. Sudoku).

Gehen Sie von Ihren Interessen aus

Das sind nur einige Vorschläge zur Anregung. Was macht Ihnen Spaß? Was haben Sie früher gern getan? Oder was wollten Sie schon immer einmal lernen und ausprobieren? Gehen Sie von Ihren Interessen und Vorlieben aus und bauen Sie darauf

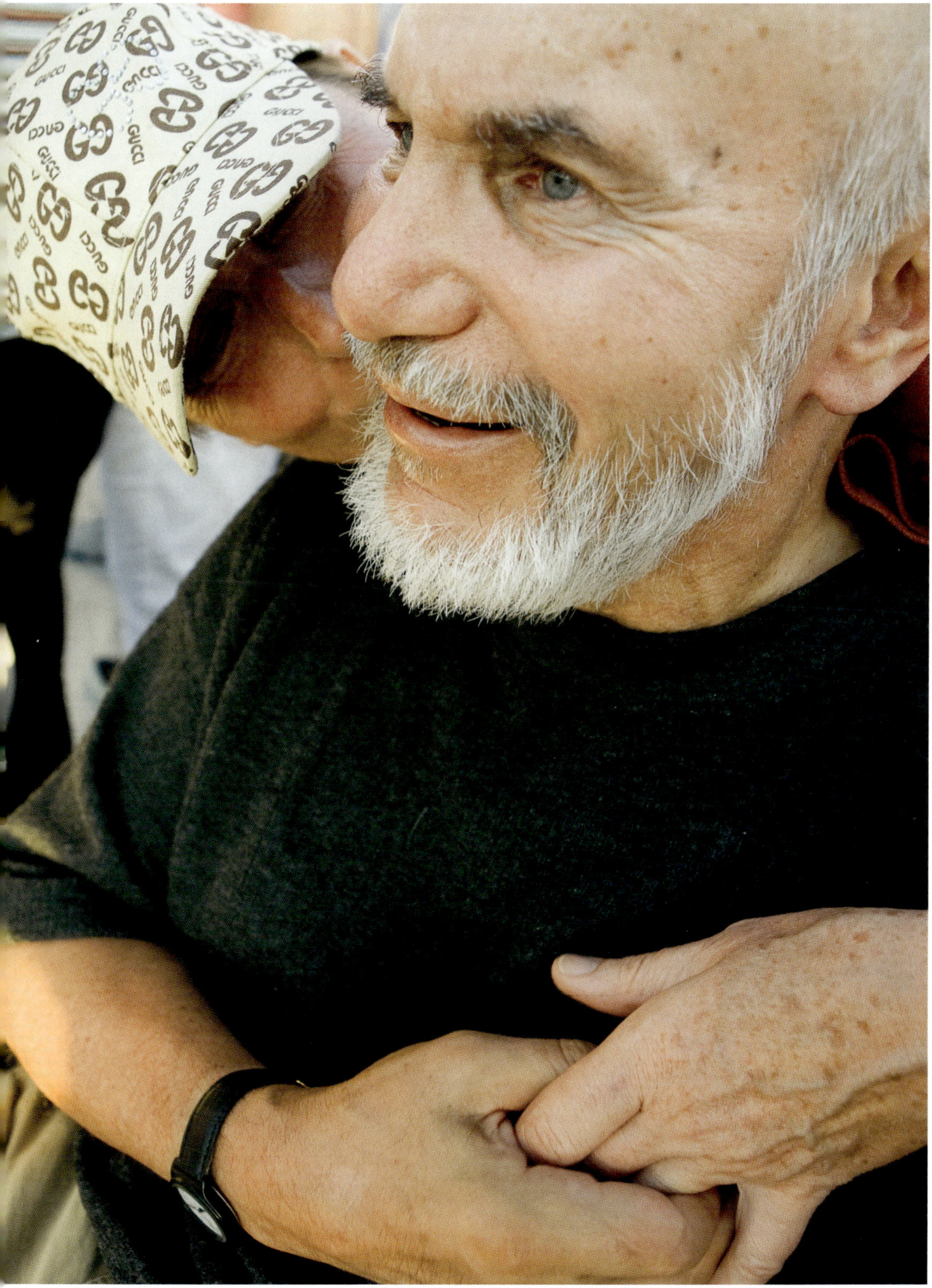
GUCCI

auf. Alles Erzwungene hat keinen Wert, weil Sie ohnehin spätestens nach dem zweiten oder dritten Versuch wieder aufhören. Nur Freizeitaktivitäten, die man mag und die einem spürbar guttun, wird man langfristig aufrechterhalten.

Den inneren Widerstand überwinden

Wenn Sie sich bisher nur wenig bewegt haben, müssen Sie allerdings damit rechnen, dass Ihr »innerer Schweinhund« vor allem zu Anfang heftig protestieren wird. Sie müssen also Wege finden, um den eigenen Widerstand und die Unlust zu überwinden. Wenn Sie eine Weile durchgehalten haben und sich Ihr Körper an die regelmäßige Aktivität gewöhnt hat, wird es einfacher. Dann müssen Sie sich nicht mehr bewegen, sondern Sie möchten es, weil Sie dazu das Bedürfnis haben und es Ihnen Spaß bringt.

Was ist eine leichte kognitive Störung?

Leichte Beeinträchtigungen des Erinnerungs- oder Denkvermögens werden im Fachjargon »Mild Cognitive Impairment« (MCI), zu Deutsch: »leichte kognitive Störung» oder »leichte kognitive Beeinträchtigung« (LKS oder LKB) genannt. Die leichte kognitive Störung ist wissenschaftlich nicht genau definiert. Grundsätzlich bezeichnet sie aber einen Zustand, der nicht mehr gesund, aber eben auch noch nicht krank ist. Das Nachlassen der Fähigkeiten geht leicht über den normalen Alterungsprozess hinaus. Diese Einbußen sind so begrenzt, dass sie keinen Einfluss auf das tägliche Leben haben.

Die Betroffenen bemerken ihre verminderte geistige Leistungsfähigkeit, sie haben aber keine so starken Symptome, dass diese die Diagnose einer Demenz rechtfertigen würden. Diese Diagnose wird erst gestellt, wenn Gedächtnis oder Denkvermögen bereits so stark beeinträchtigt sind, dass die Aktivitäten des täglichen Lebens dadurch deutlich beeinflusst werden.

Das Risiko, dement zu werden, ist erhöht

Nicht jeder Betroffene, bei dem nach einer einmaligen Untersuchung die Diagnose »leichte kognitive Störung« gestellt wird, erleidet später eine Demenz. Aber das Risiko ist deutlich erhöht. Daher sollte man sich bei positiver Diagnose regelmäßig (alle 6 bis 9 Monate) nachuntersuchen lassen.

Verschiedene Studien haben Konversionsraten von 10 bis 15 Prozent pro Jahr festgestellt. D. h., in einem Jahr wird bei 10 bis 15 Prozent der Betroffenen aus einer leichten kognitiven Störung eine Demenz. Man geht davon aus, dass sich insgesamt bei mindestens der Hälfte der Betroffenen in den weiteren Jahren das Leistungsvermögen so verschlechtert, dass sie dement werden. Die andere Hälfte wird nicht dement. Sie

WISSEN

Definition

Zur Definition einer leichten kognitiven Störung gehören:

- eine für das entsprechende Alter beeinträchtigte Gedächtnisleistung oder eine andere beeinträchtigte Fähigkeit, z. B. das Denkvermögen,
- subjektive Klagen über die Beeinträchtigung, d. h., den Betroffenen stört die verminderte Gedächtnis- oder Denkleistung,
- allgemeine Aktivitäten des täglichen Lebens sind nicht beeinträchtigt,
- es liegt keine Demenz vor.

haben in einer Nachuntersuchung entweder wieder normale Werte oder die Werte bleiben auf einem leicht beeinträchtigten Niveau stabil.

Wie wird die Diagnose gestellt?

Wenn Sie zunehmende Vergesslichkeit bei sich bemerken und befürchten, dass es sich um eine leichte kognitive Störung handeln könnte, ist das Vorgehen ähnlich wie bei einem Demenzverdacht. Sie können Ihren Hausarzt oder gleich einen neurologischen oder psychiatrischen Facharzt aufsuchen oder sich an eine Gedächtnisambulanz wenden. (Für die Letztere brauchen Sie auf jeden Fall eine Überweisung von Ihrem Hausarzt, für den Facharzt ebenfalls, wenn Sie nicht nochmals die 10 Euro Praxisgebühr entrichten wollen.)

Zur Untersuchung gehören ebenso wie bei einer Demenz:

- Eine Eigen- und Fremdanamnese, die durch gezielte Nachfragen ergänzt wird. Sie selbst und ein Angehöriger schildern die Beschwerden, und der Arzt fragt an wichtigen Stellen nach.
- Neuropsychologische Untersuchungen, die das Profil der geistigen Leistungsstörungen zeigen. Bei der Gedächtnisprüfung kommt es vor allem auf den Spätabruf an, also das, was beispielsweise von einer Wörterliste noch hängengeblieben ist, nachdem Sie zwischenzeitlich andere Testaufgaben gelöst haben. Denn dieser Spätabruf ist ein besonders sensitiver Indikator für leichte kognitive Störungen.
- Laboruntersuchungen und bildgebende Verfahren werden dagegen nicht generell empfohlen, sondern sind nur in Einzelfällen, z. B. bei jüngeren Betroffenen, nötig oder wenn sich das Vorhandensein einer leichten kognitiven Störung in einer Nachuntersuchung bestätigt.

Manchmal stellt sich auch heraus, dass die Konzentrations- und Gedächtnisstörungen Folgen einer Depression sind. Wird die Depression behandelt, steigern sich auch wieder die Gehirnleistungen (siehe S. 61).

Was kann man tun?

Gesunde Lebensführung. Alle allgemeinen Empfehlungen zu einer gesunden Lebensführung gelten auch für Betroffene mit leichten kognitiven Störungen.

- Nicht rauchen, nur sehr wenig Alkohol trinken, keine Beruhigungsmittel oder Drogen einnehmen.
- Ernähren Sie sich gesund und trinken Sie ausreichend (siehe S. 74).
- Bewegen Sie sich regelmäßig, z. B. täglich eine halbe Stunden Walken, Joggen, Gymnastik oder leichten Sport.
- Lassen Sie bestehende Erkrankungen wie Diabetes mellitus (Zuckerkrankheit), Bluthochdruck usw. ausreichend behandeln.

Kognitives Training. Ob man darüber hinaus noch ein spezielles kognitives Training absolviert, muss jeder selbst entscheiden. Es ist nur dann sinnvoll, wenn einem das Training Freude macht und man es also gern tut. Zwingen Sie sich nicht dazu, in der Hoffnung auf diese Weise Verbesserungen zu erzielen, Sie würden vermutlich frustriert werden.

Das Gedächtnis unterstützen. Dagegen sind einfache Maßnahmen, wie man sie allgemein bei Gedächtnisstörungen anwendet, sinnvoll:

- Machen Sie sich sorgfältig Notizen und führen Sie einen Kalender oder ein Tagebuch, um Ihr Gedächtnis zu unterstützen, sowohl was vergangene Ereignisse als auch zukünftige Termine angeht.
- Prägen Sie sich Inhalte, die Sie gern behalten wollen, z. B. von Zeitungsartikeln oder Buchpassagen, ein, indem Sie diese mehrfach lesen. Wiederholen Sie anschließend, was Sie behalten haben, indem Sie es sich selbst oder einem anderen erzählen. Lesen Sie bei Bedarf noch mal nach.
- Strukturieren Sie Ihren Alltag stärker und achten Sie dabei auf ein ausgewogenes Verhältnis von geistigen und körperlichen Anforderungen, Entspannung und Muße.
- Reduzieren Sie bei Bedarf Ihre Anforderungen.

Medikamente. Spezielle Medikamente gegen leichte kognitive Störungen gibt es nicht. Ob sich eine mögliche Verschlechterung zur Demenz durch Antidementiva (siehe S. 84) beeinflussen lässt, ist zurzeit nicht klar. Bisherige Studien mit den gängigen Antidementiva sprechen eher dagegen.

Denken Sie in einem möglichst frühen Krankheitszustand (z. B. bereits bei leichten kognitiven Störungen) daran, vorsorgliche Verfügungen zu treffen (Patientenverfügung, Betreuungsverfügung usw., siehe S. 156).

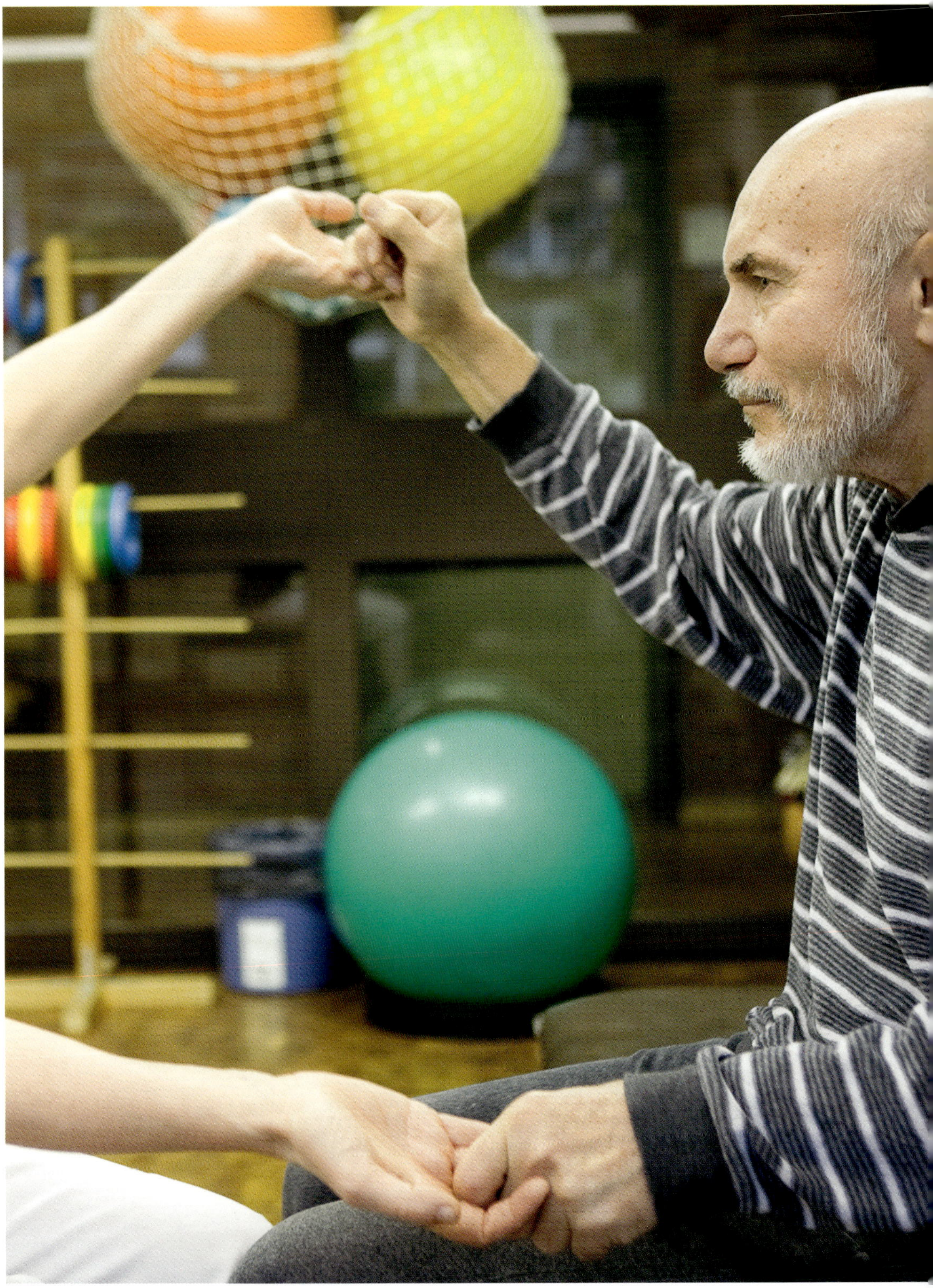

Therapie: Wie kann man behandeln?

Medikamente, die eine Alzheimer-Demenz heilen, gibt es leider noch nicht. Aber man kann das Fortschreiten der Symptome medikamentös verlangsamen und so die Alltagskompetenz und die Lebensqualität länger erhalten. Wichtig ist auch, dass die betreuenden Angehörigen den Umgang und die Pflege an die erkrankungsbedingten Veränderungen anpassen.

Welche Medikamente können helfen?

Degenerative Demenzerkrankungen, bei denen die Gehirnzellen und damit auch die geistigen Fähigkeiten abnehmen, kann man zurzeit nicht heilen. Das Absterben der Nervenzellen im Gehirn lässt sich mit heutigen Medikamenten nicht aufhalten.

Mit der zur Verfügung stehenden medikamentösen Therapie lassen sich zwei Ziele verfolgen:

- Einerseits sollen die kognitiven Einbußen vermindert bzw. verzögert werden. Dazu dienen sogenannte Antidementiva.
- Andererseits müssen die häufig vorhandenen Begleitstörungen behandelt werden, wie z.B. Depressionen, Unruhe und psychotische Symptome.

Die zweite Säule der Therapie sind die nicht medikamentösen Maßnahmen. Hier gibt es zahlreiche Therapieverfahren, die speziell auf die Situation Demenzkranker zugeschnitten sind. Sie dienen dazu, die Alltagskompetenz und die Lebensqualität der Betroffenen möglichst lange zu erhalten. Dabei geht es jedoch nicht darum, dass der Demenzkranke neue Verhaltensweisen oder Einstellungen lernt, denn seine Lernfähigkeit raubt die Demenz ihm ja gerade. Stattdessen sind es die Angehörigen und alle Personen, die ihn pflegen, die den Umgang mit dem Betroffenen der Erkrankung anpassen. Dazu mehr ab S. 99. Zunächst stellen wir Ihnen die zurzeit zugelassenen Antidementiva vor.

Behandlung der Alzheimer-Demenz

Antidementiva dienen zur Behandlung der Alzheimer-Demenz. Sie sollen Gedächtnis, Konzentration, Aufmerksamkeit und Orientierung sowie Auffassungs- und Urteilsvermögen verbessern und erhalten. Das Ziel dabei ist, die Alltagsfähigkeiten des Betroffenen zu erhalten und damit seine Lebensqualität zu verbessern.

Die Antidementiva wirken sich manchmal auch positiv auf die oft bei Alzheimer-Patienten auftretenden und für die pflegenden Angehörigen sehr belastenden Verhaltensstörungen aus. Heilen können die heute zur Verfügung stehenden Medikamente die Krankheit leider nicht, da sie auf den Untergang der Nervenzellen

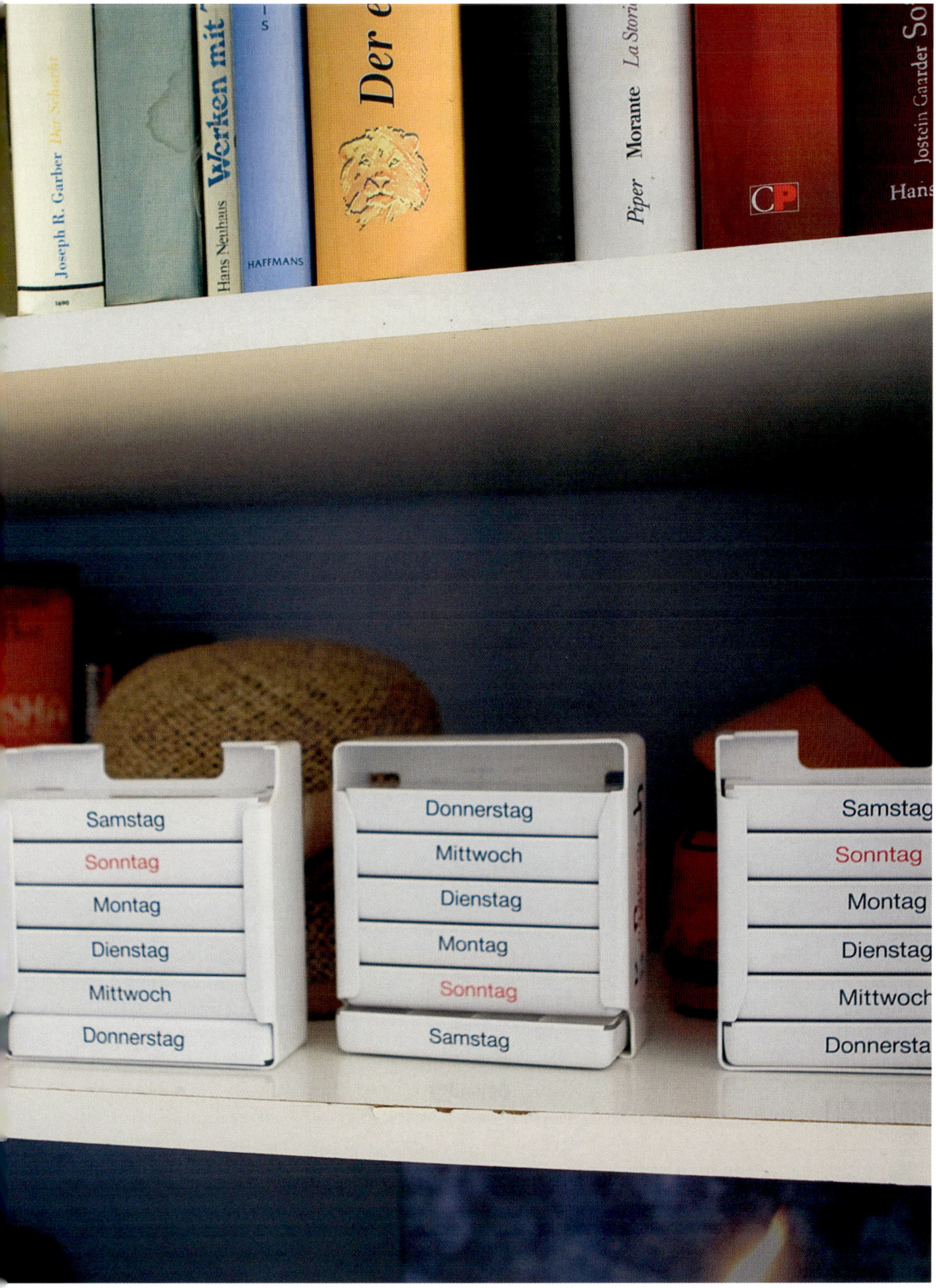
Joseph R. Garber
Hans Neuhaus
Werken mit
HAFFMANS
Piper
Morante
Jostein Gaarder
Samstag
Sonntag
Montag
Dienstag
Mittwoch
Donnerstag
Donnerstag
Mittwoch
Dienstag
Montag
Sonntag
Samstag
Samstag
Sonntag
Montag
Dienstag

keinen Einfluss nehmen. Aber sie können das Fortschreiten der kognitiven Defizite um mehrere Monate, manchmal auch Jahre hinauszögern. Damit gewinnen die Betroffenen und ihre Familien wertvolle Zeit und Lebensqualität.

Die Therapie mit Antidementiva sollte so früh wie möglich, am besten gleich nach der Diagnosestellung erfolgen. Zu einem Zeitpunkt also, an dem noch möglichst viele Fähigkeiten erhalten sind und damit über einen möglichst langen Zeitraum gerettet werden können.

wichtig

Antidementiva können nicht heilen, also das Absterben der Nervenzellen nicht verhindern, aber sie können das Fortschreiten der Symptome der Alzheimer-Krankheit entscheidend verzögern.

Leichte bis mittelschwere Alzheimer-Demenz

Die Cholinesterase-Hemmer – auch Acetylcholinesterase-Hemmer genannt – sind das Mittel der Wahl zur Behandlung von Patienten mit leichter bis mittelschwerer Alzheimer-Demenz. Zurzeit gibt es auf dem Markt drei Wirkstoffe: Donepezil, Galantamin und Rivastigmin. Diese Cholinesterase-Hemmer verbessern die Signalübertragung im Gehirn und hemmen den Abbau des Botenstoffs Acetylcholin (siehe Kasten).

Cholinesterase-Hemmer wirken nicht sofort. Das liegt daran, dass die Präparate nicht den Botenstoff selbst liefern, sondern nur dessen Abbau verhindern bzw. dessen Ausschüttung fördern. Nach der Einnahme von Cholinesterase-Hemmern muss das Gehirn daher erst wieder eine ausreichende Menge an Acetylcholin aufbauen. Wie bei vielen anderen Medikamenten auch, werden die Antidementiva nicht von jedem gleich gut vertragen.

Im Gehirn ist zu wenig Acetylcholin

Acetylcholin ist ein chemischer Botenstoff (Transmitter), der Informationen von einer Nervenzelle im Gehirn zur anderen transportiert. Dieser spezielle Transmitter ist zuständig für die Übermittlung von »Erinnerung«. Man kann sich das so vorstellen: Acetylcholin dockt an der Nervenzelle an, »lädt die Erinnerung« ab und wird dann von dem Enzym Acetylcholinesterase abgebaut. Bei einem gesunden Menschen ist dies ein Vorgang, der reibungslos funktioniert. Typisch für die Alzheimer-Krankheit aber ist, dass im Gehirn zu wenig Acetylcholin hergestellt wird. Die Funktion der Acetylcholinesterase ist bei Alzheimer-Kranken im Vergleich zu Gesunden aber unverändert. So sorgt das verschobene Gleichgewicht für eine zu geringe Verfügbarkeit des für die Erinnerung notwendigen Botenstoffes Acetylcholin.

Cholinesterase-Hemmer sorgen nun dafür, dass der Abbau des Gedächtnisbotenstoffs verlangsamt wird. Mehr Acetylcholin bedeutet also mehr Erinnerung. Die Folge davon ist, dass Alltagsfähigkeiten länger erhalten bleiben und das Nachlassen geistiger Leistungsfähigkeit verzögert wird. Der Betreuungsaufwand sinkt um bis zu zwei Stunden täglich. Zudem können die Cholinesterase-Hemmer auch gegen die oftmals auftretenden Verhaltensauffälligkeiten wirksam sein.

Zur ersten Generation gehört Tacrin (Cognex®), das heute nicht mehr verwendet wird, u. a. aufgrund von schweren Leberschädigungen. Heute sind die verträglicheren Cholinesterase-Hemmer der zweiten Generation verfügbar.

Donepezil (Aricept®). Das Präparat wird chemisch synthetisiert. Donepezil war der erste zugelassene Cholinesterase-Hemmer der zweiten Generation. Eine Anwendung einmal täglich ist ausreichend. Eine günstige Wirkung auf Gedächtnisleistungen ist auch bei geringeren Dosen nachgewiesen.

Rivastigmin (Exelon®). Rivastigmin ist ebenfalls ein Cholinesterase-Hemmer der zweiten Generation, der 1998 in Deutschland zugelassen wurde. Rivastigmin steht auch als gut verträgliches Pflaster zur Verfügung. Dabei gelangt die Substanz nicht über den Magen-Darm-Trakt in den Körper, sondern wird kontinuierlich über die Haut aufgenommen; Nebenwirkungen wie Übelkeit und Erbrechen treten dadurch seltener auf.

Galantamin (Reminyl®). Galantamin wird primär aus Schneeglöckchen (Galanthus nivalis) gewonnen. Es kann auch synthetisiert werden. Es ist, wie die beiden anderen Präparate, ein Cholinesterase-Hemmer und vermindert somit den Abbau von Acetylcholin. Zusätzlich steigert es die Freisetzung des Botenstoffs aus den Nervenzellen. In einer speziellen Tablettenform (Retard-

WISSEN

Bewertung durch das IQWiG

Die Behandlung mit Cholinesterase-Hemmern wird hinsichtlich des Therapieziels »kognitive Leistungsfähigkeit« auch vom Kölner Institut für Qualität und Wirtschaftlichkeit im Gesundheitswesen (IQWiG) befürwortet (Bericht 7.2.2007). Das IQWiG ist ein unabhängiges wissenschaftliches Institut, das den Nutzen medizinischer Leistungen für den Patienten untersucht. Es ist im Auftrag des Gemeinsamen Bundesausschusses (G-BA), der die Entscheidungen zur Kostenerstattung im Gesundheitswesen trifft, oder des Bundesgesundheitsministeriums tätig. Finanziert wird das Institut aus Mitteln der gesetzlichen Krankenversicherung.

Kapsel), die den Wirkstoff mit Verzögerung abgibt, kann es einmal täglich verabreicht werden.

Auf eine ausreichende Dosierung (mittlere bis hohe Dosen) ist vor allem bei Rivastigmin und Galantamin zu achten.

Nebenwirkungen und Gegenanzeigen. Zu den häufigen Nebenwirkungen zählen Erbrechen, Übelkeit und Durchfall in den ersten Wochen. Achten Sie darauf, dass auch diese Nebenwirkungen bei Bedarf medikamentös behandelt werden. Da die Präparate bei einigen bestehenden Erkrankungen nicht eingenommen werden dürfen (sogenannte Kontraindikationen), wie z. B. bei einem Magengeschwür, Herzrhythmusstörungen oder Asthma, muss der Arzt über alle vorhandenen Erkrankungen informiert werden. Nennen Sie ihm bitte zusätzlich alle Medikamente, die der Alzheimer-Patient einnehmen muss, da mit einigen Medikamenten Wechselwirkungen auftreten können.

Moderate bis schwere Alzheimer-Krankheit

Bei moderater bis schwerer Krankheitsausprägung einer Alzheimer-Demenz empfiehlt sich Memantin. Studien haben gezeigt, dass Memantin in dieser Krankheitsphase Gedächtnisleistungen günstig beeinflusst. Es gibt Belege dafür, dass die Alltags- und Kommunikationsfähigkeiten der behandelten Patienten und damit ihre Selbstständigkeit länger erhalten werden kann. Gleichzeitig ließen unter der Gabe von Memantin auch Unruhe und Aggression der Patienten nach und der Betreuungsaufwand verringerte sich. In seinem Bericht vom 26.4.2011 attestiert das IQWiG einen Nutzen von Memantin bei Patienten mit Alzheimer-Demenz im Bereich der kognitiven Leistungsfähigkeit und einen signifikanten Effekt auf das klinische Globalurteil. Auch im Bereich der alltagsspezifischen Fähigkeiten ergäbe sich ein Hinweis auf einen Nutzen von Memantin.

Nebenwirkungen. Memantin wird im Allgemeinen gut vertragen. Bekannte Nebenwirkungen in der Eingewöhnungsphase sind u. a. Schwindel, Kopfschmerzen und Müdigkeit. Auch für dieses Präparat gibt es Kontraindikationen, also Krankheiten, bei denen es nicht eingenommen werden darf, z. B. schwere Nierenfunktionsstörungen und Epilepsie. Es können Wechselwirkungen mit anderen Medikamenten auftreten; Memantin verstärkt beispielsweise die Wirkung von Neuroleptika, Anticholinergika und Dopaminagonisten.

WISSEN

Wie wirkt Memantin (Axura®, Ebixa®)?

Memantin ist ein sogenannter N-Methyl-D-Aspartat-Antagonist oder NMDA-Rezeptorantagonist. Dieses Präparat hemmt den Botenstoff Glutamat durch Blockierung des NMDA-Rezeptors, der für viele Wirkungen von Glutamat im Gehirn verantwortlich ist. In der richtigen Menge ist Glutamat für Lernprozesse und Gedächtnisbildung im Gehirn zuständig. Ein Zuviel an Glutamat kann jedoch zu einer Überreizung und letztlich zum Absterben von Nervenzellen führen. Memantin schützt die Nervenzellen vor einer dauerhaften Überflutung mit dem Botenstoff Glutamat.

Bleibt der Zustand gleich, ist das ein Therapieerfolg!

Es ist wichtig, dass die vom Arzt verordneten Antidementiva regelmäßig und in der verordneten Dosis eingenommen werden. Nur dann kann die erwünschte Wirkung eintreten. Eine Übersicht gibt die folgende Tabelle. Die Präparate sind alle verschreibungspflichtig.

Bitte bedenken Sie bei der Bewertung der Wirksamkeit, dass die Antidementiva lediglich die Verschlechterung abbremsen können. Wenn der Zustand also gleich bleibt oder leichte Verbesserungen auftreten, spricht das für die Wirksamkeit des Medikaments. Falls die Symptomatik allerdings unvermindert fortschreitet, obwohl das Präparat lange genug und in ausreichender Dosierung eingenommen wurde, wird der Arzt mit Ihnen einen Medikamentenwechsel besprechen.

Antidementiva: Präparate und Dosierungen.

Medikament (Handelsname)	Anfangsdosis pro Tag	Maximaldosis pro Tag
Donepezil (Aricept®)	5 mg (zur Nacht)	10 mg (nach einem Monat)
Galantamin (Reminyl®)	2 × 4 mg oder 1 × 8 mg (Retard-Kapsel)	16–24 mg (nach einem Monat)
Rivastigmin (Exelon Pflaster®)	1 × 4,6 mg	1 × 9,5 mg (nach einem Monat)
Memantin (Axura®, Ebixa®)	1 × 5 mg	1 × 20 mg

Ginkgo-biloba-Extrakt

Die Auszüge aus den Blättern des Ginkgo-Baumes sind zur symptomatischen Behandlung von demenziellen Syndromen zugelassen. Zu der Frage, ob dieses rein pflanzliche Präparat als Antidementivum wirkt, wurden wissenschaftliche Studien und Anwendungsbeobachtungen durchgeführt. Die Studienergebnisse sind widersprüchlich. In einigen wurde eine Verbesserung in bestimmten Bereichen erzielt, in anderen ergaben sich keine Wirksamkeitsbelege. Aus den positiven Untersuchungen kann man das Präparat als Zusatz zu einem gesamttherapeutischen Behandlungskonzept befürworten. Und zwar zur Behandlung von Störungen des Gedächtnisses und der Konzentration, die zusammen mit depressiven Verstimmungen, Kopfschmerzen und Schwindel auftreten. Die Wirksamkeit von Gingko-biloba-Extrakt ist bei der Alzheimer-Krankheit jedoch nicht bewiesen. Daher werden diese Präparate auch nicht in Therapieempfehlungen für Ärzte aufgenommen. Auch der Bericht des IQWiG konstatiert in seinem Zwischenbericht nur eine schwache Wirksamkeit.

Ginkgo ist gut verträglich. Die Ginkgo-Präparate sind frei verkäuflich und in Apotheken und Drogeriemärkten zu erhalten. Sie sind im Allgemeinen gut verträglich, dürfen aber auf keinen Fall eigenständig in Kombination mit blutgerinnungshemmenden Medikamenten (Marcumar, Acetylsalicylsäure, Clopidogrel) eingenommen werden, da sie deren Wirksamkeit verstärken. Es muss eine Rücksprache mit dem behandelnden Arzt erfolgen. Die maximale Tagesdosis liegt bei 240 mg Ginkgo-biloba-Trockenextrakt. Auch wenn Ginkgo biloba in Apotheken und Drogeriemärkten frei verkäuflich ist, sollten Sie wegen möglicher Wechselwirkungen mit

WISSEN

Ginkgo ist in der Heilkunde schon lange bekannt

Der Ginkgo wird auch als »Tempelbaum« oder »Silberpflaume« bezeichnet und gilt als »lebendes Fossil«, da er sich seit Jahrmillionen nicht verändert hat. Er stammt ursprünglich aus Asien, wo seine Früchte und Samen als Nahrungsmittel verwendet werden. Schon seit dem Mittelalter werden seine Blätter als Tee oder Wundpflaster in der Heilkunde als Mittel gegen Asthma, Bronchitis, Hauterkrankungen oder Unruhezustände angewandt. Heute schreibt man seinen Samen und Blattextrakten durchblutungsfördernde Wirkung zu und schließt daraus auf eine positive Auswirkung auf die Gedächtnisleistung. Der Trockenextrakt aus den Blättern soll den Hirnstoffwechsel unterstützen.

anderen Medikamenten vor der Einnahme Ihren Arzt konsultieren.

Gibt es noch andere Antidementiva?

Eine andere Gruppe von Antidementiva sind die Nootropika, beispielsweise Piracetam (Cerepar N®, Nootrop®). Sie sollen ebenfalls zur Verbesserung der Hirnfunktionen beitragen. Entwickelt wurden sie in den 1970er- und 1980er-Jahren. Da ihre Wirksamkeit nicht so gut belegt ist wie die der neueren Antidementiva, werden sie heute aber kaum noch verwendet.

Wie wird die Lewy-Körper-Demenz therapiert?

Patienten mit Lewy-Körper-Demenz haben ein starkes Defizit am Botenstoff Acetylcholin und sollten daher besonders gut auf eine Therapie mit einem der drei Cholinesterase-Hemmer (Donepezil, Rivastigmin und Galantamin, siehe S. 87) ansprechen. Jedoch gibt es eine offizielle Behandlungszulassung mit Wirksamkeitsnachweis bisher nur für Rivastigmin (Exelon®) bei Demenz im Rahmen einer Parkinson-Erkrankung. Ein Einsatz von Cholinesterase-Hemmern bei der Lewy-Körper-Demenz wäre daher ein sogenannter »Off-label-Gebrauch«.

Parkinson-Symptome kommen häufig bei der Lewy-Körper-Demenz vor. Parkinson-Symptome sind beispielsweise eine Verlangsamung der Bewegungen, erhöhte Muskelspannung (Rigor), sodass eine Körpersteifigkeit entsteht, sowie vermehrte Sturzneigung. Meist sind sie so störend, dass sie behandelt werden müssen. In solchen Fällen gilt L-Dopa als Therapie der ersten Wahl. Die Dosis der Anti-Parkinson-Medikamente sollte so gering wie möglich ausfallen, aber es sollte so viel wie nötig gegeben werden. Auch wenn es zu Trugwahrnehnungen

WISSEN

Überempfindlichkeit gegen Neuroleptika

Gegen Neuroleptika, also Medikamenten, die z. B. zur Behandlung von Wahnsymptomen gegeben werden, sind Patienten mit Lewy-Körper-Demenz überempfindlich. Es können schon bei geringen Dosierungen ungewöhnlich starke Nebenwirkungen auftreten (malignes Neuroleptika-induziertes Syndrom, das in Einzelfällen tödlich enden kann). In Anbetracht der hohen Risiken einer neuroleptischen Therapie ist hier also besondere Vorsicht geboten. Risiken und Nutzen müssen im individuellen Fall abgewogen werden.

kommt, sollten Neuroleptika (Antipsychotika) nur sehr zurückhaltend verabreicht werden, bevorzugtes Mittel wäre Clozapin (Leponex®).

Behandlung anderer Demenzformen

Wenn es sich bei der auftretenden Demenz um eine Mischform handelt, bei der auch für die Alzheimer-Demenz typische Veränderungen vorkommen, wird ebenfalls mit den schon beschriebenen Antidementiva behandelt.

Bei der vaskulären Demenz müssen die Grunderkrankungen therapiert werden

Bei der vaskulären Demenz muss man nach der Grunderkrankung fahnden und diese behandeln. Wenn also Bluthochdruck, Diabetes mellitus (Zuckerkrankheit), Herzrhythmusstörungen oder zu hohe Blutfettwerte festgestellt werden, sollten diese medikamentös behandelt werden. Zusätzlich sollte der Patient ungesunde Verhaltensweisen ändern: Übergewicht abbauen, sich mehr bewegen und mit dem Rauchen aufhören usw. Werden die Risikofaktoren rechtzeitig erkannt und behoben, kann man einer vaskulären Demenz vorbeugen. Ist das Gehirn jedoch erst einmal geschädigt, dient die genannte Behandlung und die eigene Lebensstiländerung vor allem dazu, eine weitere Schädigung zu verhindern.

Falls es sich um eine reine vaskuläre Demenz handelt, also die Gehirnzellen tatsächlich nur abgestorben sind, weil sie keine ausreichende Versorgung mehr erhalten haben, können Rehabilitationsmaßnahmen hilfreich sein. Ähnlich wie nach einem Schlaganfall versucht man, verlorene Fähigkeiten wiederzuerlangen, wobei andere Nervenzellen im Gehirn die Aufgaben der abgestorbenen Bereiche übernehmen. Dazu dienen beispielsweise ergotherapeutische, logopädische, physiotherapeutische und tanztherapeutische Maßnahmen.

WISSEN

Sekundäre Demenzen sind potenziell heilbar

Bei einer sekundären Demenz ist das Gehirn ursprünglich nicht selbst erkrankt, sondern wurde infolge einer anderen bestehenden Erkrankung geschädigt. Das können z. B. der sogenannte Normaldruck-Hydrozephalus, Stoffwechselerkrankungen, hormonelle Störungen oder Mangelzustände sein. Wird die zugrunde liegende Erkrankung erkannt und behandelt, können sich auch die demenziellen Auswirkungen zurückbilden oder zumindest gestoppt werden.

Für die frontotemporale Demenz gibt es noch keine gezielte Behandlungsoption

Menschen, die an frontotemporaler Demenz leiden, zeigen in der Regel kaum Krankheitseinsicht oder Therapiemotivation. Weil die Vorgänge, die zum Nervenzelluntergang führen, zum größten Teil nicht bekannt und nicht beeinflussbar sind, gibt es bisher allerdings auch keine gezielten Therapiemöglichkeiten. Die medikamentöse Behandlung zielt derzeit darauf ab, die Verhaltensauffälligkeiten der Patienten zu mildern. Auch dafür gibt es keine einheitlichen Behandlungsvorschläge, sondern man muss im Einzelfall ausprobieren, welches Präparat hilfreich ist und vertragen wird.

Pharmakotherapie von psychologischen Begleitsymptomen

Zu Beginn einer Demenz-Erkrankung stehen oft sogenannte affektive Syndrome, wie eine Depression, im Vordergrund. Später treten dann begleitend oft Verhaltensstörungen auf. Darunter versteht man Symptome wie Agitiertheit und Aggressionen, Schreien, Lärmen, extreme Unruhe und ständiges Herumwandern. Viele Patienten leiden auch unter Realitätsverkennungen, die sich in Beeinträchtigungsideen oder anderen Wahnvorstellungen (z. B. Vorstellung, der verstorbene Partner sei noch am Leben) äußern können. Oder sie leiden unter Personenverkennungen (auch in Bezug auf ihre eigenen Angehörigen) und/oder Trugwahrnehmungen (Halluzinationen).

Wie sollte eine Depression behandelt werden?

Viele Demenzkranke leiden – vor allem in der Frühphase der Erkrankung – unter einer Depression. Diese kann sich durch depressive Symptome wie Antriebslosigkeit, gedrückte Stimmung, Ängstlichkeit, Traurigkeit und Verzweiflung zeigen. Warum treten zum Erkrankungsbeginn Depressionen auf? Dabei kann es sich um eine natürliche Reaktion auf die Einschränkungen und Defizite, die mit der Demenz entstehen, handeln.

wichtig

Eine begleitende Depression kann meist gut mit Antidepressiva behandelt werden.

Aber auch die hirnorganischen Veränderungen, die sich vollziehen, können ursächlich beteiligt sein. Denn die Demenz beeinflusst nicht nur den »Erinnerungs-Botenstoff« Acetylcholin, sondern auch andere Transmitter im Gehirn. Zum Beispiel den Botenstoff Serotonin, der bei der Regulation von Stimmungen, Gefühlen und Impulsen eine wichtige Rolle spielt.

WISSEN

Wie wirken SSRI?

Der Botenstoff Serotonin spielt bei der Entstehung einer Depression eine zentrale Rolle. Depressive Symptome stehen in engem Zusammenhang mit einem Serotoninmangel im Gehirn. Um diesen Mangel zu beheben, setzt man Medikamente ein, die die Signalwirkung des Serotonins verstärken. Sie erhöhen die Serotoninkonzentration im synaptischen Spalt – also der Verbindungsstelle zwischen zwei Nervenzellen – indem sie die Wiederaufnahme des Botenstoffs verhindern. Dadurch kann der Botenstoff länger wirken, der Mangel wird so ausgeglichen.

Welche Antidepressiva sind geeignet?

Mittel der ersten Wahl sind Antidepressiva aus der Gruppe der Serotonin-Wiederaufnahme-Hemmer (SSRI, siehe Kasten). Hierzu zählen beispielsweise Citalopram (z. B. Cipramil®, Cipralex®) und Sertralin (z. B. Gladem®, Zoloft®). Auch bei diesen Medikamenten erkennt man nicht sofort ihre Wirkung, sondern es dauert einige Wochen, in denen das Präparat in ausreichender Dosierung eingenommen werden muss, bis sich die depressiven Symptome spürbar bessern.

Ältere Medikamente aus der Gruppe der trizyklischen Antidepressiva sind dagegen nicht geeignet, weil sie den Acetylcholinabbau verstärken und damit zu einer Verschlechterung von Gedächtnis und anderen kognitiven Funktionen führen können.

Behandlung von Halluzinationen und Wahnvorstellungen

Zur Behandlung von Wahnvorstellungen und Halluzinationen werden in einigen Fällen Präparate aus der Gruppe der Antipsychotika bzw. Neuroleptika eingesetzt. Jedoch müssen alle nicht medikamentösen, psychosozialen Behandlungsansätze unbedingt ausgeschöpft werden, bevor ein demenziell erkrankter Patient Antipsychotika erhält. Erst wenn trotz Ausschöpfung psychosozialer Verfahren weiterhin eine nicht erträgliche Symptomatik besteht, kann man überlegen, eine Antipsychotikabehandlung durchzuführen. Im Vorfeld müssen die Betroffenen bzw. die Angehörigen darüber aufgeklärt werden. Man muss immer wieder prüfen, ob die Behandlung mit Antipsychotika (immer noch) notwendig ist und ob der Nutzen die möglichen Gefahren überwiegt. Der Einsatz von Antipsychotika bei älteren Menschen mit Demenzen erhöht das Schlaganfallrisiko und geht mit einer reduzierten Lebenserwartung einher.

TIPP

Was Sie beachten sollten

Antipsychotika dürfen keinesfalls langfristig verordnet werden. Es kann in diesem Zusammenhang immer nur darum gehen, dem Patienten kurzfristig in einer für ihn extrem bedrohlich empfundenen Situation zu helfen. Antipsychotika dürfen nicht verwendet werden, um den Patienten dauerhaft »ruhigzustellen«.
Grundsätzlich gilt bei der Dosierung von Antidepressiva und Antipsychotika: Die Dosierung sollte so gering wie möglich sein, um die erwünschte Wirkung zu erzielen. Bis zur Zieldosis muss so langsam wie nötig aufdosiert werden, d. h., die Wirkdosis wird in kleinen Schritten erreicht. Die Dosis sollte nicht abrupt gewechselt werden, da es häufig eine Wirkungslatenz von 1–2 Wochen gibt.

Welche möglichen Medikamente werden zurzeit untersucht?

Die Suche nach neuen, wirkungsvolleren Substanzen zur Behandlung der Alzheimer-Demenz läuft in Deutschland und weltweit auf Hochtouren.

Schützen Statine vor Demenz?

So wird derzeit z. B. die Gruppe der Statine daraufhin untersucht, ob sie auch die Entstehung der Amyloidplaques verhindern können. Statine sind Medikamente, die in erster Linie zur Regulierung eines zu hohen Cholesterinspiegels eingesetzt werden. Cholesterin ist auch mitverantwortlich für die Ablagerung des Amyloids in »Plaques« im Gehirn. Zusammen mit dem Cholesterinspiegel geht auch die »Plaque«-Bildung im Gehirn zurück. Ob und in welcher Dosierung Statine aber auch für die Behandlung oder Vorbeugung von Demenzerkrankungen eingesetzt werden können, ist bisher nicht geklärt und wird derzeit in zahlreichen Studien untersucht.

Können Sekretase-Inhibitoren die Plaquebildung verhindern?

Einen weiteren möglichen Therapieansatz für die Alzheimer-Demenz haben wir schon auf S. 67 beschrieben, nämlich den Versuch, die beiden Enzyme β-Sekretase und γ-Sekretase zu hemmen. Die Idee dahinter ist: Wenn diese Enzyme das Amyloidvorläuferprotein nicht mehr spalten, können sich auch keine Amyloid-

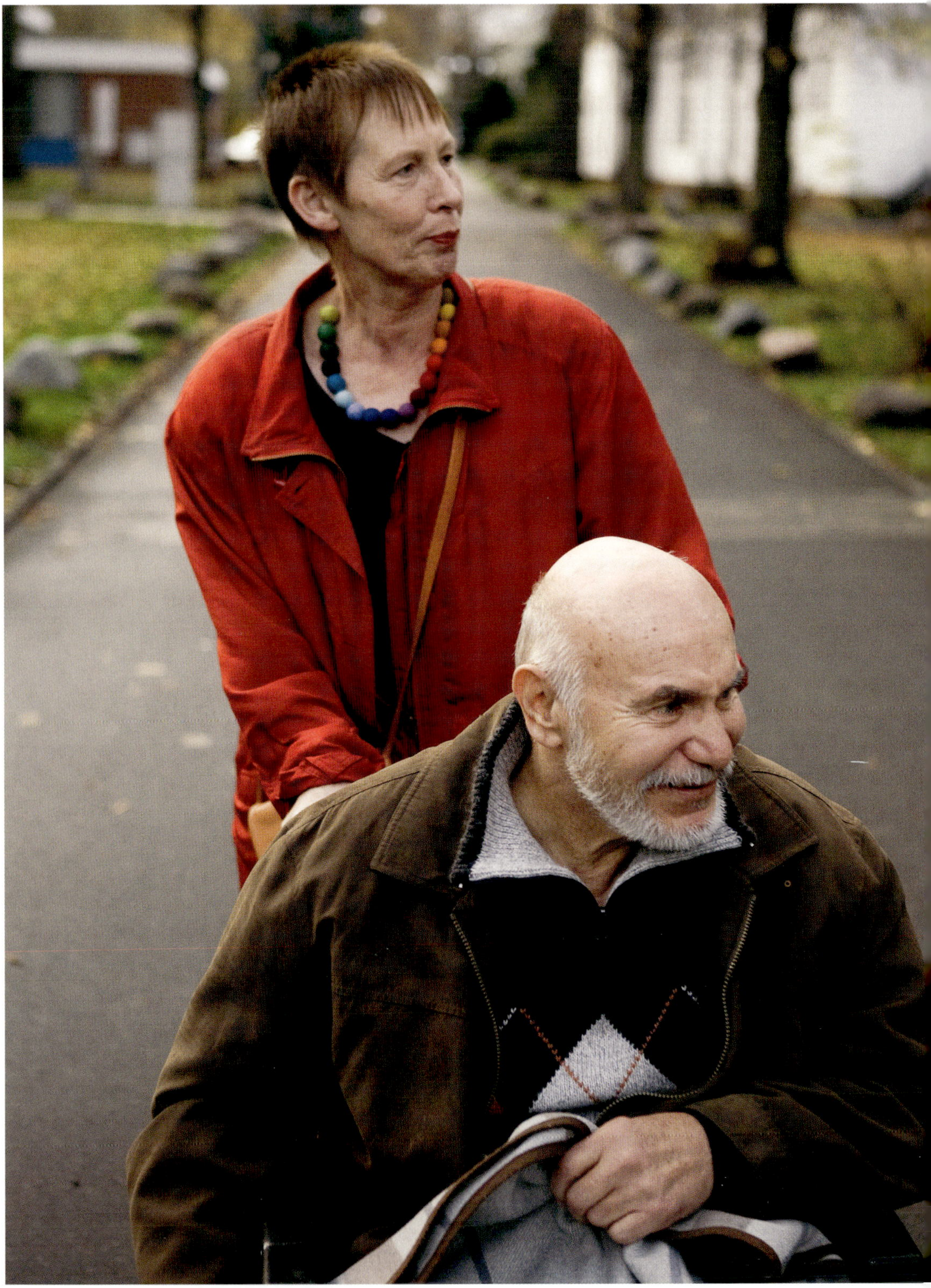

plaques im Gehirn bilden. Denn die Amyloidplaques bestehen zum großen Teil aus schädlichen Spaltprodukten des Amyloidvorläuferproteins, den Aβ-Peptiden. Ein weiterer Ansatz zielt darauf ab, nicht die Bildung sondern die Verklumpung der Aβ-Peptide mit Aggregationshemmern zu verhindern.

Kann man die Bildung der Neurofibrillen vermindern?

Das zweite neuropathologische Merkmal der Alzheimer-Demenz – die Neurofibrillen – könnte ebenfalls ein Ansatzpunkt für eine medikamentöse Therapie sein. Wie auf S. 69 dargestellt, bilden sich aus phosphoryliertem Tau-Protein Neurofibrillen in den Zellkörpern, was letztlich zum Absterben der Nervenzellen führt. In tierexperimentellen Studien ist es gelungen, die Hyperphosphorylierung der Tau-Proteine sowie die Bildung der Neurofibrillen zu vermindern. Ob dies ein gangbarer Weg für eine Therapie der Alzheimer-Demenz ist, wird zurzeit in klinischen Studien untersucht.

Noch aber sind diese und viele weitere Studien nicht abgeschlossen und der Nachweis der positiven Wirkung auf demenzielle Syndrome nicht ausreichend erbracht. Sobald die klinische Evidenz neuer Therapieansätze belegt ist, müssen die Studien mit einer größeren Anzahl von Patienten wiederholt und dann die Zulassung der neuen Anwendung bei den zuständigen Behörden beantragt werden. Bis also neue Medikamente auf den Markt gelangen oder die Zulassung bereits vorhandener Medikamente in neuen Anwendungsfeldern erlaubt wird, werden noch Jahre vergehen.

Wird es einmal eine Impfung gegen Alzheimer geben?

Impfungen sollen die Ausbildung von Amyloidplaques verhindern sowie den Abbau von bereits im Gehirn vorhandenen Plaques verstärken. Bei diesem Ansatz stehen auch wieder die schädlichen Aβ-Peptide im Fokus. In tierexperimentellen Studien haben Impfungen beeindruckende Therapieerfolge gezeigt. Der Nachweis ihrer Wirksamkeit beim Menschen konnte bisher jedoch nicht erbracht werden. Derzeit laufen verschiedene klinische Impfstudien.

Die erste Impfstudie musste abgebrochen werden

Bereits Ende der 1990er-Jahre wurde ein Impfversuch gestartet. Er musste allerdings 2002 abgebrochen werden, da eine geringe Zahl der Patienten eine aseptische Meningoenzephalitis (Hirn- und Hirnhautentzündung) entwickelte und bedauerlicherweise daran verstarb.

Bei einigen Patienten der Studiengruppe, die keine Hirnhautentzündung zeigte, verlangsamte sich der Verlauf der Alzheimer-Krankheit. Auch das Hippocampus-Volumen, das ist der Bereich des Gehirns, der am meisten vom Nervenzellverlust bei der Alzheimer-Demenz betroffen ist, verkleinerte sich nicht. Bei der Untersuchung des Gehirns einiger an anderen Ursachen verstorbener Studienteilnehmer zeigte sich, dass die Plaques fast vollständig verschwunden waren. Die Immunisierungstherapie wird daher in verschiedenen Forschungsgruppen weiterverfolgt. Ob diese positiven Befunde bestätigt werden können, müssen weitere klinische Studien mit größeren Patientenzahlen noch zeigen.

Man kann aktiv oder passiv immunisieren

Bei der Impfung sind zwei Wege möglich, die aktive und die passive Immunisierung. Bei der passiven Immunisierung werden dem Patienten Antikörper gegen die Aβ-Peptide direkt injiziert. Bei der aktiven Immunisierung wird eine synthetische Substanz injiziert, die den schädlichen Aβ-Peptiden so weit ähnelt, dass der Organismus selbst Antikörper gegen die Peptide bzw. die aus ihnen gebildeten Plaques entwickelt. Eine Schwierigkeit bei diesem Ansatz ist, dass die Antikörper nur die toxischen Aβ-Peptide bzw. die Plaques erkennen sollen, damit diese von der Immunabwehr eliminiert werden. An das Amyloidvorläuferprotein, aus dem die Aβ-Peptide abgespalten werden, oder auch an andere körpereigene Proteine dürfen sie hingegen nicht binden.

Es muss daher abgewartet werden, ob die Impfungen, die zurzeit entwickelt werden, nicht nur wirksam, sondern vor allem auch sicher sind.

Nicht medikamentöse Therapien

Zur Behandlung eines Demenzpatienten gehören nicht nur Medikamente, sondern es stehen auch zahlreiche nicht medikamentöse Therapieformen zur Verfügung, die speziell für dieses Krankheitsbild entwickelt wurden.

Es geht darum, die vorhandenen Fähigkeiten zu nutzen und zu fördern, das Selbstwertgefühl und die Identität des Patienten zu stärken, die Lebensqualität, das Wohlbefinden und die Selbstständigkeit zu erhalten und das Alltagsleben für den Betroffenen und seine Angehörigen so harmonisch und störungsfrei wie möglich zu gestalten. Auch wenn viele Verfahren »Therapie« genannt werden, handelt es sich dennoch um Methoden, die für jeden Betreuer eines Demenzkranken hilfreich und auch erlernbar sind. Einige dieser hilfreichen Methoden sind z. B.:

- die Validationstherapie (siehe S. 105) und
- die Selbst-Erhaltungs-Therapie (SET, siehe S. 107).

Wir schildern hier die Grundzüge der Verfahren und bieten einige Beispiele, sodass Sie hoffentlich davon profitieren. Dennoch lohnt es sich auf jeden Fall, sich ausführlicher zu informieren und eventuell auch schulen zu lassen.

Doch zunächst widmen wir uns der Frage, ob und wann Psychotherapie bei Demenz sinnvoll sein kann.

Psychotherapie für Demenzkranke?

Grundlage jeder Psychotherapie ist, dass der Patient in der Lage ist, seine Situation und sein Verhalten zu reflektieren und zu ändern. Diese Fähigkeiten verliert der Betroffene im Erkrankungsverlauf. Dennoch kann vor allem im Anfangsstadium eine Gesprächspsychotherapie sinnvoll und hilfreich sein, vor allem dann, wenn Krankheitseinsicht und Offenheit für realitätsorientierte Zukunftsplanungen bestehen.

Gesprächspsychotherapie durch Psychiater und Psychotherapeuten?

Mit der Diagnose »Demenz« konfrontiert zu werden, ist sowohl für den Betroffenen als auch für die Angehörigen ein Schock. Viele Fragen und Ängste tauchen auf. Neben der ausführlichen Information über die Erkrankung und ihren Verlauf unterstützen auch ausführliche Gespräche über

TIPP

Informieren Sie sich!

Zur Behandlung gehört ebenfalls, dass sowohl der Patient als auch die Angehörigen umfassend aufgeklärt und informiert werden. Nutzen Sie die vielfältigen Beratungs- und Hilfsangebote, die die Alzheimer-Gesellschaften, Angehörigengruppen und weitere Stellen anbieten (siehe Service S. 161). Stellenweise gibt es auch Schulungsmöglichkeiten für bestimmte Therapie- und Umgangsformen bei der Betreuung Demenzkranker.

die veränderte Situation die Verarbeitung. Es ist sicherlich hilfreich, seine Fühler zunächst in viele Richtungen auszustrecken, um dann erst zu entscheiden, welche Hilfsangebote einem persönlich am besten entsprechen.

wichtig

Eine Psychotherapie kann beispielsweise dabei helfen, die Diagnose »Demenz« zu verarbeiten.

Individuelle Gesprächspsychotherapie. Eine Option stellt eine individuelle Gesprächspsychotherapie dar. Der Psychotherapeut sollte dabei in der Behandlung von älteren Patienten und im Umgang mit Menschen mit Demenzerkrankungen erfahren sein. In einer Reihe von ca. einstündigen Therapiesitzungen können z. B. folgende Probleme behandelt werden:

- Welche Ängste und Befürchtungen belasten mich? Wie kann ich damit umgehen?
- Welche Lebensziele sind mir wichtig? Wie möchte ich die nächste Zeit dafür nutzen?
- Wie sollen die nächsten Tage, Wochen und Monate aussehen?
- Was möchte ich für den weiteren Verlauf regeln (Betreuung, Pflege, Vollmachten)?
- Gibt es Ungeklärtes und Zwischenmenschliches, das ich gern klären würde?
- Welche Stärken zeichnen mich aus? Kann ich die zur Verarbeitung der Diagnose nutzen?

Solche gesprächstherapeutischen Sitzungen fordern vom Patienten Aufmerksamkeit und Problembewusstsein. Gesprächstherapien sind daher sicher nur am Beginn der Demenzerkrankung im leichten oder evtl. mittleren Stadium möglich. Gegebenenfalls können auch Angehörige in die Behandlung einbezogen werden.

Zur psychotherapeutischen Behandlung einer möglicherweise gleichzeitig bestehenden Depression gibt es eigene, spezielle Verfahren.

Gruppenpsychotherapie. Eine Gesprächsgruppe kann einen tröstenden und unterstützenden Charakter haben. Man ist nicht mehr allein mit der Erkrankung und dem damit verbundenen Schicksal.

Demenz ist kein Tabu und nichts, wofür man sich schämen müsste. – Gemeinsam wird dies tatsächlich erfahrbar. Der Selbstwert lässt sich so stärken, der Austausch mit den anderen Betroffenen wirkt entlastend. Diese Therapieform eignet sich natürlich nur, solange der Betroffene den Kontakt zur Realität nicht völlig verloren hat, also im Anfangs- oder mittleren Stadium der Demenz.

Verbesserung geistiger Leistungsfähigkeit durch kognitive Therapieverfahren?

Können geistige Leistungen durch gezielte therapeutische Übungen beeinflusst werden? Behandlungsverfahren, die durch Übungen geistige Fähigkeiten zu beeinflussen versuchen, werden kognitive Therapien oder psychosoziale Interventionen genannt. Mehrere spezifische Behandlungsformen sind für demenziell erkrankte Menschen entwickelt worden. Dabei sind nachweisbare, günstige Wirkungen auf Gedächtnis- und Aufmerksamkeitsleistungen möglich. Das Ausmaß der Besserung ist aber jeweils ziemlich begrenzt. Zu dauerhaften Verbesserungen des Gedächtnisses, des Verhaltens und der Alltagsfunktionen (z. B. Einkaufen, Kochen) kommt es dabei in der Regel nicht. Diese trotz ihrer Begrenztheit nützlichen Verfahren sind leider noch nicht so weit fortentwickelt, dass sie einen breiten Einsatz in der Behandlung von Demenzen gefunden hätten.

Folgende Verfahren sind in Entwicklung:

- kognitive Stimulation: direktes Üben von Gedächtnisinhalten aus verschiedenen Lebensbereichen oder – besser – Stimulierung durch gezielte Freizeitgestaltung
- kognitives Training: Erlernen und Auffrischen von Strategien zur Verbesserung von Erinnerung und Urteilsvermögen, wie z. B. Gedächtnishilfen
- kognitive Rehabilitation: direktes Trainieren von alltagsrelevanten Fertigkeiten wie Kochen, Tagesablauf planen etc.

Die Anwendung dieser Behandlungstechniken ist auf leichte und mittelgradige Demenzformen beschränkt. Diese Methoden zeigen in den meisten Untersuchungen im gruppenstatistischen Vergleich Vorteile.

Entscheidend ist es, dabei jeweils für jeden Einzelnen die passende Auswahl von therapeutischen Übungen auszuwählen. Vor allem sollten die individuellen, noch vorhandenen Fähigkeiten und Ressourcen genutzt werden.

Zu beachten sind die ungünstigen Auswirkungen einer Überforderung der Betroffenen (was vor allem bei Methoden wie Gehirnjogging der Fall ist). Solche Erfahrungen von Frustration und Enttäuschung sind besonders bei fortgeschrittener Beeinträchtigung der geistigen Leistungsfähigkeit zu erwarten. Die Durchführung kognitiver Therapien erfordert kundige Experten (spezialisierte Fachärzte, Psychologische Psychotherapeuten oder Gedächtnisambulanzen).

Die Erstattung dieser psychotherapeutischen Leistungen (S. 99 und 101) bei demenziell erkrankten Menschen durch Krankenkassen ist in der Regel schwierig. Diese Therapien zählen nicht zu den sogenannten Richtlinienverfahren, auf welche die Erstattungen oft begrenzt sind. Diese Leistungen werden daher häufig vom Betroffenen selbst getragen.

Angehörige als »Therapeuten«?

Eine spezielle Verhaltenstherapie in dem Sinne, dass der Demenzkranke einsieht, welche seiner Verhaltensweisen nicht angemessen oder störend sind, und sie aktiv ändert – z. B. wiederkehrende Fragen, nächtliches Umherwandern –, ist nicht möglich. Denn die Demenzerkrankung verursacht diese Verhaltensweisen. Verhaltenstherapeutische Grundsätze wendet aber jeder Betreuer an, der gewünschtes Verhalten positiv verstärkt, indem er den Betroffenen dafür lobt und ihn ermuntert, es wieder zu zeigen. Nicht erwünschtes Verhalten wird dagegen übergangen und ignoriert.

Eine scheinbar einfache Methode: Abläufe ritualisieren

Ein weiteres Instrument aus der Verhaltenstherapie, das gerade den Umgang mit Demenzpatienten erleichtern kann, ist die Ritualisierung. Wenn bestimmte Handlungen immer auf die gleiche Art und Weise ablaufen, also zu einer Art Ritual werden, hilft das dem Betroffenen, sie zu akzeptieren oder eigenständig auszuführen. Ein gutes Beispiel ist die Körperpflege. Sowohl das selbstständige Durchführen als auch das Annehmen von Hilfe bei den notwendigen Verrichtungen ruft häufig Abwehr beim Demenzpatienten hervor. Ist der Ablauf immer gleich, kann sich der Betroffene besser darauf einstellen und besser daran erinnern. Auch eine feste Tagesstruktur wirkt stabilisierend.

Was tun bei Schlafstörungen?

Auftretende Verhaltensprobleme können zum Teil auch gezielt durch verhaltenstherapeutische Maßnahmen modifiziert werden, was am Beispiel Schlafstörungen gezeigt werden soll.

Demenzkranke sind häufig tagsüber müde und nachts unruhig und schlaflos. Das sind ebenfalls Krankheitsfolgen, die durch die zunehmende Hirnschädigung bedingt sind. Doch auch wenn man diese Symptome als gegeben hinnehmen muss, kann man dennoch gegensteuern und dem Betroffenen auf verschiedene Arten helfen, um sie abzumildern:

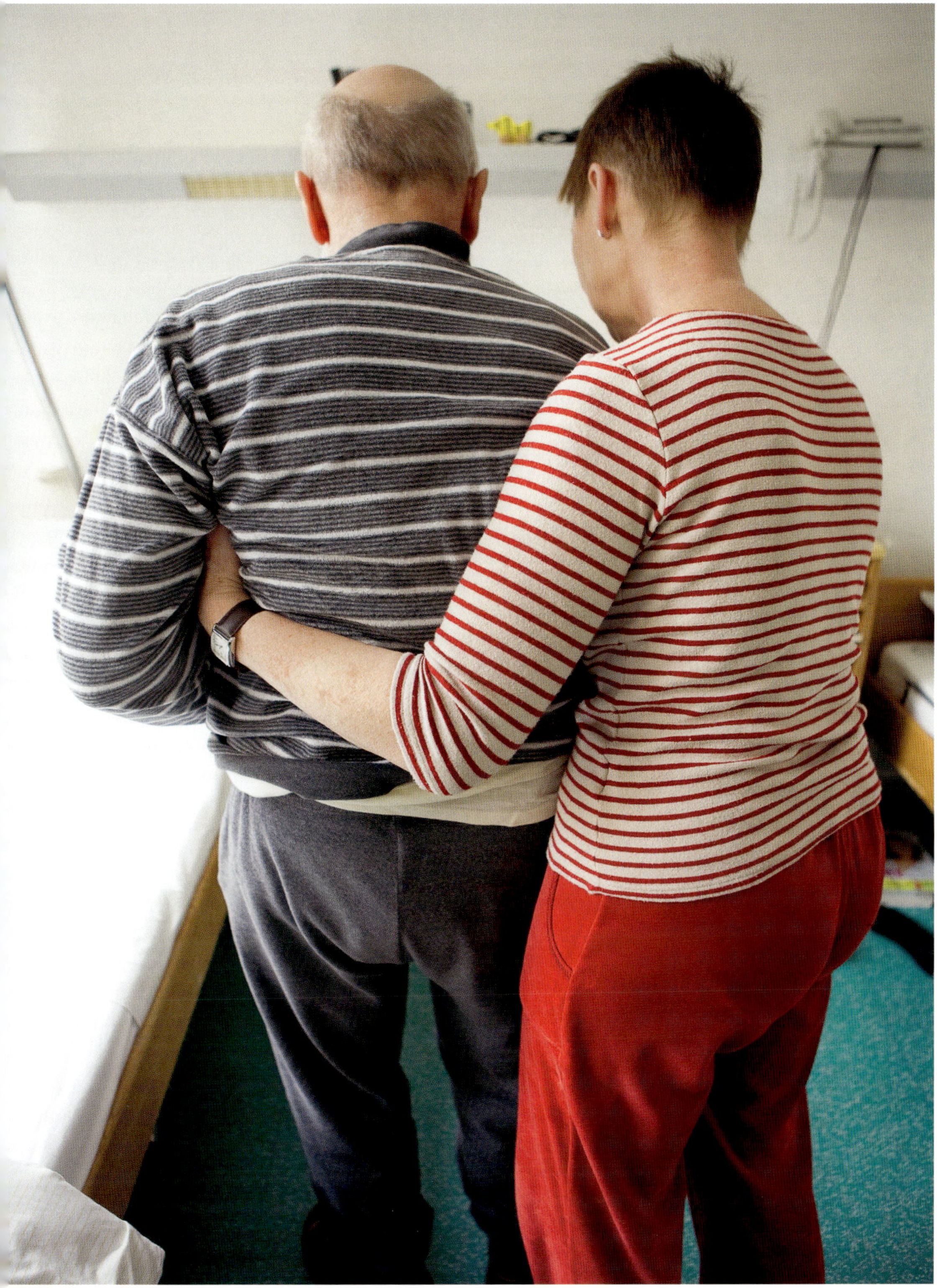

- Regelmäßige und ausreichende Bewegung am Tag fördert die Nachtruhe. Dabei spielen sowohl die körperliche Aktivität als auch das Tageslicht eine Rolle. Der Tag-Nacht-Rhythmus wird u. a. durch die Fluktuation des Hormons Melatonin geregelt, die nur richtig funktioniert, wenn man tagsüber genug »Licht tankt«.
- Geregelte Schlafzeiten, die dem tatsächlichen Bedarf entsprechen. Unter Umständen sollte also die im Bett verbrachte Zeit reduziert werden.
- Man kann schlaffördernde Hausmittel nutzen, beispielsweise ein warmes Bad mit Lavendelöl, ein warmes Fußbad, eine warme Milch mit Honig oder ein anderes »Gute-Nacht-Ritual«.
- Wenn Ihr eigener Nachtschlaf durch die Schlaflosigkeit Ihres demenzkranken Angehörigen zu massiv gestört wird, sollten Sie sicherlich auch, gemeinsam mit dem behandelnden Arzt, Möglichkeiten einer medikamentösen Behandlung in Erwägung ziehen.

Wie kann man auf Verhaltensprobleme reagieren?

Demenz schränkt Urteilen, Erinnern, Verstehen, Verständigen, Orientieren und zielgerichtetes Handeln ein. Daraus resultiert bei demenziell erkrankten Menschen als unangemessen wahrgenommenes Verhalten, das oft durch die irritierte Reaktion der Pflegenden und anderer Bezugspersonen verstärkt wird. Man spricht von Verhaltensstörungen, alternativ von herausforderndem Verhalten.

Generell sollte man bei Verhaltensstörungen nicht zuerst an Medikamente denken. Die gesunden Bezugspersonen sind in folgenden Bereichen gefordert:

- Den Stressauslöser identifizieren und wenn möglich meiden.
- Die Situation als für den Patienten real anerkennen. Wenn er beispielsweise meint, von der Person im Fernsehen bedroht zu werden, sollte man aus dieser Situation heraus versuchen, das Problem zu lösen.
- Die dahinterstehenden Ängste erkennen und Sicherheit vermitteln.
- Den Patienten ablenken.
- Für ausreichende Beschäftigung sorgen.

Sollten die Verhaltensstörungen ein Maß annehmen, das ein geordnetes Miteinander nicht mehr gewährleistet, kann der Arzt dem Patienten Medikamente verordnen. Besonders belastend sind Wahnvorstellungen und Halluzinationen. Die im Kapitel »Medikamentöse Therapien« aufgeführten Cholinesterase-Hemmer und Memantin (siehe S. 88) haben auch einen positiven Einfluss auf die Verhaltensauffälligkeiten. Andere Ursachen der Verhaltensstörungen wie Schmerzen oder Nebenwirkungen anderer Medikamente sollten ausgeschlossen werden.

Der Anlass für die Unterbringung in einem Pflegeheim ist oft nicht der körperliche Zustand des Patienten, sondern die Verhaltensstörungen. Sie sind es, die den betreuenden Angehörigen so enorm belasten und eine solche Entscheidung bewirken können.

Validation – den Demenzkranken wertschätzen

Unter Validation versteht man eine Therapie- und Umgangsform, die den Demenzkranken wertschätzt, seine Wahrnehmungen, Sichtweisen und Verhaltensweisen akzeptiert und anerkennt, auch wenn sie aus der Perspektive eines gesunden Menschen falsch oder unangemessen sind. Es geht also darum, sich in die Erlebenswelt des Patienten einzufühlen und diese Welt als für ihn gültig (englisch »valid«) anzunehmen. Das erfordert ein hohes Maß an Empathie, Geduld und Toleranz. Diese Umgangsform ermöglicht jedoch, im Kontakt mit dem Demenzkranken zu bleiben, auch wenn er sich immer stärker in seine Innenwelt oder die Vergangenheit zurückzieht. Sie führt zu einem liebevollen und respektvollen Miteinander, bei dem die menschliche Nähe auch beim Fortschreiten der Erkrankung aufrechterhalten werden kann.

TIPP

Welche Bedürfnisse stecken hinter seinen Äußerungen?

Die folgenden Aussagen entsprechen den Grundbedürfnissen des Menschen und wurden bereits für die Lebenssituation eines Demenzkranken angepasst. Sie stammen aus dem Buch von Sabine Engel: Alzheimer und Demenzen – Unterstützung für Angehörige, in dem die Validationstherapie wesentlich ausführlicher dargestellt wird, als es hier möglich wäre.

- »Ich will mich sicher und geborgen fühlen.«
- »Ich will geliebt werden und dazugehören.«
- »Ich will nicht einsam sein.«
- »Ich will Wertschätzung durch andere erfahren, will mich wertvoll fühlen können.«
- »Ich will noch wichtig sein.«
- »Ich will das Gefühl haben, die Welt um mich herum zu verstehen.«
- »Ich will Schönes erleben oder mich mit Schönem (z. B. schöne Erinnerungen) beschäftigen.«
- »Ich will mein Leben geregelt wissen, Unerledigtes aufarbeiten.«
- »Ich will Dinge, die mich beunruhigen, aus der Welt schaffen.«
- »Ich will belastende Erinnerungen aufarbeiten können.«
- »Ich will mein Leben so bilanzieren können, dass ich Zufriedenheit mit dem Ergebnis dieser Bilanz empfinden kann.«
- »Verlass mich nicht.«
- »Nicht tot machen.«

Versuchen Sie, Ihrem Angehörigen einfühlsam zuzuhören. Welches Grundbedürfnis könnte hinter einer Aussage oder auch einer Verhaltensweise stecken?

Die Grundbedürfnisse befriedigen

Jeder Mensch – natürlich auch ein Demenzkranker – hat bestimmte Grundbedürfnisse, die erfüllt werden wollen. Diese Bedürfnisse beeinflussen unser Leben und den Umgang mit anderen, oft ohne dass wir sie uns bewusst machen. Will man die eigentlichen Bedürfnisse eines Demenzkranken aus seinen Aussagen erkennen, hilft es, zunächst für die eigenen Bedürfnisse sensibler zu werden. Mit etwas »Übung« fällt es dann auch leichter, die Grundbedürfnisse des Kranken zu erkennen und anzuerkennen.

Gibt es anwendbare Techniken der Validation?

Validation bedeutet im Alltag: den anderen als Person, so wie er oder sie ist, respektvoll zu achten und wertzuschätzen. Validation bedeutet, ihn oder sie in allen ihren oder seinen Äußerungen ernst zu nehmen, anzunehmen, zu versuchen ihn oder sie zu verstehen, sich einzufühlen und auf ihn oder sie zuzugehen und einzugehen. Validation bedeutet auch, den anderen nicht zu beurteilen, nicht zu kritisieren, nicht zu verurteilen und nicht zu hinterfragen.

Gefühlsäußerungen annehmen. Akzeptieren Sie die geäußerten Gefühle, auch wenn sie aus der Situation nicht verständlich sind und Ihnen unangemessen erscheinen. Wenn Sie auf die oftmals schmerzlichen Gefühlsäußerungen des Kranken empathisch und unterstützend reagieren und sie ernst nehmen, dann verlieren selbst negative Gefühle ihre Bedrohlichkeit. Dass seine Gefühle angenommen und respektiert werden, hilft dem Betroffenen. Das Aussprechen wirkt entlastend.

wichtig

Auch wenn es Ihnen anfangs schwerfällt: Akzeptieren Sie die schmerzlichen Gefühle Ihres Angehörigen (aus welcher Zeit sie auch immer stammen mögen), nehmen Sie sie ernst und reagieren Sie auf diese Gefühlsäußerungen empathisch und unterstützend, dann verlieren selbst negative Gefühle ihre Bedrohlichkeit: Sie sind mitteilbar, können gemeinsam besprochen und geheilt werden.

Fragen Sie nicht »warum?«. Fragen Sie nicht nach dem Grund für ein Gefühl! »Warum bist du traurig?« »Warum hast du Angst?« Der Betroffene wird die Fragen nicht beantworten können, sondern vielmehr den Eindruck gewinnen, dass Sie seine Gefühle nicht nachvollziehen können und anzweifeln. Das verunsichert ihn.

Bekräftigen Sie, indem Sie seine oder ihre Aussagen wiederholen! Hilfreich und tröstlich dagegen ist es, wenn Sie seine Worte im Sinne einer Bestätigung noch einmal wiederholen. Dieses Verhalten vermittelt dem Kranken, dass er richtig gehört wurde, und erweckt dadurch sein Vertrauen, wirklich verstanden worden zu sein.

Hilfe zu Krankheitsbeginn: Realitäts-Orientierungs-Training

Validation bedeutet auch zu akzeptieren, dass der Demenzkranke in einer eigenen Welt lebt, die oftmals mit der Realität nur noch wenig zu tun hat. Der gegenteilige Ansatz ist das Realitäts-Orientierungs-Training (ROT), bei dem der Betroffene bewusst in die reale Gegenwart zurückgeholt wird. Beispielsweise indem man ihm immer wieder mitteilt, welcher Tag, welches Jahr, welche Jahreszeit gerade ist und ihn mit alltagsrelevanten gegenwärtigen Informationen versorgt. Beide Ansätze haben ihre Berechtigung, wobei das ROT sicherlich eher für die beginnende Demenz geeignet ist. Solange der Betroffene von sich aus nach diesen Orientierungshilfen verlangt, indem er immer wieder nach Namen, dem Datum und aktuellen Geschehnissen fragt, sollten Sie ihn immer wieder mit den gewünschten Informationen versorgen. Ist die Erkrankung jedoch schon fortgeschritten, wirkt sich die Konfrontation mit der Gegenwart und den aktuellen Geschehnissen eher negativ aus.

Lebensqualität durch Selbstachtung: Selbst-Erhaltungs-Therapie

Das Bild, das wir von uns haben, ist nicht so starr, wie man vielleicht meint, sondern wird beständig von unseren Erfahrungen verändert. Mit neuem Wissen und neuen Erlebnissen modifizieren wir auch unser Selbstbild. Demenzpatienten ist es jedoch nicht mehr möglich, ihre Selbsteinschätzung den krankheitsbedingten Veränderungen anzupassen. Trotzdem ist die Aufrechterhaltung des Selbstbildes und der Selbsteinschätzung notwendig, um Motivation, Lebensmut und Lebensfreude aufrechtzuerhalten. Besonders die Selbst-Erhaltungs-Therapie versucht, dieses Ziel zu erreichen, indem die an die eigene Person gerichteten Erwartungen an die gegebenen Möglichkeiten angepasst werden.

Alle Erfahrungen, die diesem alten Selbstbild widersprechen, sind bedrohlich und unverständlich und werden geleugnet oder abgetan. Wenn der Patient zeitlebens ein guter Autofahrer war, werden Sie ihn nicht mit Argumenten davon überzeugen können, dass diese Vorstellung, die er von sich hat, nicht mehr zutrifft und er daher nicht mehr fahren darf. Am Autofahren müssen Sie ihn also auf eine andere Weise hindern. Die folgende Geschichte gibt ein typisches Beispiel mit einer kreativen Lösung wieder.

Im weiteren Verlauf der Demenzerkrankung schwindet nicht nur die Fähigkeit, sich Neues zu merken, sondern auch das

Langzeitgedächtnis, in dem die Lebensgeschichte des Betroffenen gespeichert ist, bekommt Risse und bröckelt langsam ab. Wichtige Lebensstationen und Erinnerungen gehen verloren. Das ist ein sehr schmerzhafter Prozess, der zu Verzweiflung, Depressionen und großen Ängsten führen kann.

» Was tun, wenn er selbst Auto fahren will?

Herr N. aus Ludwigshafen bestand trotz seiner Demenzerkrankung darauf, auch weiterhin Auto zu fahren. Er war nicht mehr einsichtsfähig, die Ehefrau mit der Situation völlig überfordert. Nach langer Diskussion entschloss sich die Familie, die zuständigen Behörden aus Sicherheitsgründen zu informieren, sodass eine Entscheidung von »außen« herbeigeführt werden konnte. Herr N. erhielt daraufhin ein Schreiben, das ihn zu einer Fahrtauglichkeitsprüfung vorlud. Diesen Termin nahm er nicht wahr. Sein Führerschein wurde in der Folge eingezogen. Die Familie verkaufte das Fahrzeug. Durch den »hoheitlichen Akt« war Herr N. mit dem Vorgehen einverstanden.

Es sollte alles getan werden, um dem Demenzkranken seine Erinnerungen, seine Lebensgeschichte und damit seine Identität so lange wie möglich zu erhalten. Einige Prinzipien der SET wollen wir Ihnen hier vorstellen.

Vertraute Umgebung und Bezugsperson. Eine gewohnte Umgebung stützt das Selbstbild des Betroffenen. Die Einrichtung ist ihm vertraut, er findet sich gut zurecht und fühlt sich geborgen. Andenken, Fotos, Bücher oder andere häusliche Gegenstände bieten eine wichtige Erinnerungsstütze. Eine gleichbleibende Umwelt stabilisiert die Identität. Das Gleiche gilt für die Menschen, die mit dem Demenzkranken umgehen. Vertraute Bezugspersonen tragen ebenfalls zu dem Gefühl der Sicherheit und Geborgenheit bei. Da eine konstante Bezugsperson immer in einer ähnlichen Art und Weise auf den Kranken reagiert, stabilisiert sie darüber hinaus auch sein Selbst.

Den Tagesablauf strukturieren. Eine klare Struktur gibt Sicherheit. Entwickeln Sie Routinen, was an welchem Tag in der Woche und zu welcher Uhrzeit erledigt werden muss. Sie könnten z. B. einen Wochenplan aufhängen, in dem alle Tätigkeiten aufgeführt sind, bei denen der Betroffene mithelfen kann. Natürlich sollten das Aufgaben sein, die der Demenzpatient gern tut und mühelos bewältigen kann. Welche Aktivitäten bestärken sein Gefühl, wichtig und wertvoll zu sein? Wie viel Unterstützung und Hilfestellung braucht der Betroffene, um eine Aufgabe zu bewältigen? Hier braucht es Feingefühl, um ihm das größtmögliche Maß an Selbstständigkeit zu lassen. Es ist dabei nicht immer einfach, das richtige Mittelmaß zu finden.

TIPP

Das Selbstbild erhalten

Die folgenden »Fragen zum Selbstbild des Betroffenen« entstammen auch wieder dem Buch von Sabine Engel: Alzheimer und Demenzen – Unterstützung für Angehörige. Sie sprechen noch einmal die wichtigen Punkte der SET an und helfen dabei, dem Betroffenen die nötige Unterstützung beim Erhalt eines positiven Selbstbilds zu geben.

- Welche Aspekte seiner Lebensgeschichte machen die Identität und das Selbstbild Ihres demenzkranken Familienangehörigen besonders aus? Welche Erfahrungen, Erlebnisse und Lebensumstände waren ihm immer wichtig?
- Bemerken Sie, dass einige der wichtigen »Kapitel seines inneren Tagebuchs«, also das Wissen um wichtige Lebensereignisse, verblassen? Wenn ja: Ängstigt oder verunsichert ihn das?
- Haben Sie das Gefühl, der Kranke möchte das Wissen von seiner Lebensgeschichte unbedingt erhalten? Wenn ja, welche Versuche unternimmt er in dieser Richtung?
- Welche Dinge, Umstände und Verhaltensweisen wirken auf den Kranken identitätsstabilisierend?
- Hat Ihnen das Wissen über die SET Anregungen gegeben, wie Sie die Identität des Kranken stabilisieren könnten? Gibt es da Aspekte, die Sie wirksam umsetzen könnten, z. B. Gestaltung des Wohnumfeldes, Strukturierung des Tagesablaufs, frühere Lieblingsmusik des Kranken beschaffen, Gespräche über den Lebenssinn, Gespräche über seine Lebensgeschichte, Gespräche über Krankheit, Zuversicht etc.
- Fällt es Ihnen leicht, die »nicht hörbaren« Botschaften zu entschlüsseln?
- Wann fällt es Ihnen leichter, in welchen Situationen ist es schwieriger?
- Wie könnten Sie empathisch auf diese Selbstoffenbarungen reagieren?

Über den Sinn des Lebens und die Krankheit sprechen. Der Wunsch, das eigene Leben zu bilanzieren und sich über die Sinnhaftigkeit des eigenen Lebens klar zu werden, taucht vor allem im Alter auf. Demenzkranke haben dabei die Schwierigkeit, dass ihnen wichtige Erinnerungen schon verloren gegangen sind. Wenn Sie den Eindruck haben, dass Ihr Angehöriger sich mit diesen Fragen auseinandersetzen möchte, sollten Sie ihn unterstützen, indem Sie beispielsweise Lücken in seinen Erinnerungen füllen. Welche Ziele, welche guten Eigenschaften, welche beruflichen Erfolge haben ihn ausgemacht? Was waren wichtige Stationen seines Lebens?

Liegt ein sinnvolles und erfülltes Leben hinter einem, schafft das Zufriedenheit und stärkt die Identität. Möglicherweise beschäftigen oder beängstigen ihn auch die Erkrankung und ihr Verlauf. Bestärken

Sie ihn darin, die Demenz als Schicksal anzunehmen, für das keiner die Verantwortung oder Schuld trägt.

wichtig

Weichen Sie einem Austausch über philosophische Themen nicht aus, aber drängen Sie den Kranken auch nicht zu einem solchen Gespräch, wenn er das Bedürfnis dazu nicht verspürt.

Sie helfen dem Betroffenen am besten, wenn Sie einerseits seine Befürchtungen und Ängste ernst nehmen und sie ihm spiegeln, indem Sie in eigenen Worten seine Äußerungen wiederholen, und andererseits eine zuversichtliche Haltung einnehmen und vor allem seine Stärken und Fähigkeiten loben und hervorheben. Auch an Demenzen erkrankte Menschen erwarten und brauchen Wertschätzung.

Mit Erinnerungsarbeit stützen

Wir sind bereits darauf eingegangen, dass mit dem Verlust der Lebenserinnerungen auch die Identität verloren geht. Die Erinnerungstherapie versucht, hier entgegenzusteuern. Nutzen Sie alle Möglichkeiten und alle Sinne, um an Vergangenes anzuknüpfen: vertraute Tätigkeiten, Geschichten und Melodien, Speisen, Getränke und Gerüche, alte Fotos, Bücher, Musik, Einrichtungs- und Kleidungsstücke. Hat ein Sinneseindruck oder ein Gegenstand eine Erinnerung hervorgezaubert, dann knüpfen Sie daran an und spinnen Sie die Ereignisse gemeinsam weiter. Dabei ist der Wahrheitsgehalt eher nebensächlich. Wenn der Demenzkranke Geschehnisse »erinnert«, die nach Ihrem Dafürhalten gar nicht passiert sind, korrigieren Sie ihn nicht, sondern fragen Sie sich vielmehr, welches Bedürfnis dahinter steckt, geht es beispielsweise um Erfolgserlebnisse, dann bestärken Sie ihn in diesem Gefühl. »Ja, du warst wirklich ein toller, kräftiger und ambitionierter Sportler und hast in dem Wettkampf alle geschlagen.«

Zusätzlich können Sie folgende Methoden und Ansätze nutzen.

Gemeinsam Tagebuch schreiben

Legen Sie ein gemeinsames Tagebuch an, in dem Sie am Abend wichtige Ereignisse und Begebenheiten des Tages notieren. Nutzen Sie nicht nur Worte, sondern auch Zeichnungen und alles, was man einkleben kann. Haben Sie einen schönen Spaziergang gemacht und dabei Wilden Salbei gepflückt, dann kleben Sie einen Stängel in das Buch. Waren Sie in einem Konzert oder im Zoo, stellt die Eintrittskarte eine Gedächtnisstütze dar. Wenn Sie auf diese Weise den Tag Revue passieren lassen, können Situationen oder Missverständnisse noch einmal besprochen und geklärt werden.

Das gemeinsame Tagebuchschreiben eignet sich vor allem, wenn das Kurzzeitgedächtnis bereits nachlässt, der Betroffene

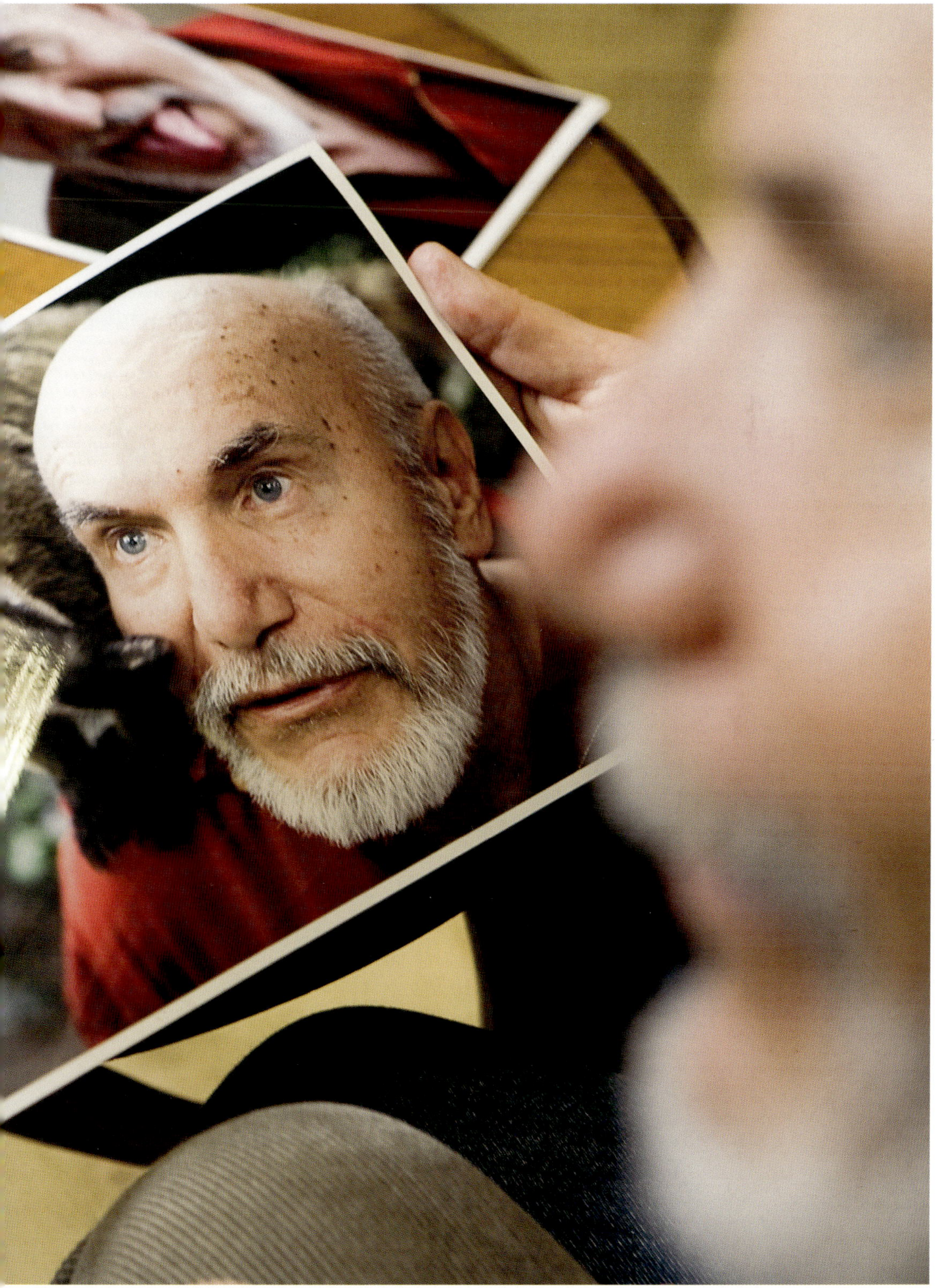

aber noch den Wunsch verspürt, in der Gegenwart und Realität zu verbleiben.

Die Lebensgeschichte in einem Album festhalten

Ein Erinnerungsalbum dagegen zeichnet den vergangenen Lebensweg Ihres Angehörigen nach und bietet eine gute Stütze für sein Langzeitgedächtnis. Hier sollten alle wichtigen Stationen des Lebens chronologisch dargestellt und möglichst mit einem Foto, einer Urkunde, einem Zeugnis oder anderen Dokumenten bebildert werden. Wenn es noch geht, legen Sie das Erinnerungsalbum gemeinsam an, oder erstellen Sie es für Ihren Angehörigen. Dieses Album stellt nicht nur eine wichtige Erinnerungsstütze für den Betroffenen dar, sondern kann auch neuen Pflegepersonen helfen, seine Lebensgeschichte kennenzulernen. Es sollte also möglichst vollständig sein.

Über Vergangenes sprechen

Je mehr die Fähigkeit verblasst, aktuelle Geschehnisse zu behalten, rückt die Vergangenheit als Gesprächsinhalt in den Vordergrund. Gehen Sie gemeinsam mit ihm auf eine Reise in die Vergangenheit, dadurch werden die verbliebenen Gedächtnisinhalte verstärkt, Sie haben gemeinsamen Gesprächsstoff, und der Demenzkranke kann sich seiner Lebensgeschichte vergewissern, was seine Identität und sein Selbstwertgefühl stärkt.

TIPP

Ein Erinnerungsalbum anlegen

Beim Erstellen eines Erinnerungsalbums können Sie sich an folgenden Fragen orientieren. Fangen Sie mit seiner Geburt an. Wann und wo wurde er geboren? Wie hießen seine Eltern? Was waren sie von Beruf? Wo verbrachte er die Kindheit? Hat er Geschwister? Welche Schulen hat er besucht? Gab es besondere Ereignisse in der Kindheit oder Jugend? Besaß er Tiere? Wenn ja, welche? Welche Berufsausbildung schloss sich an? Gab es ein Studium? Welchen Beruf hat er dann ergriffen? Wo lebte er? Hat er geheiratet? Gab es einen oder mehrere Lebenspartner? Wie hießen diese und welchen Beruf hatten sie? Wie sieht es mit Kindern und Enkelkindern aus? Beschreiben Sie diese. Wo leben die Geschwister mit ihren Familien? Welche wichtigen Eckpunkte gab es in seinem Familienleben? Gab es bemerkenswerte Reisen? Was für ein Mensch ist/war er? Welche Ziele, Werte und Bestrebungen hat er in seinem bisherigen Leben verfolgt? Womit hat er sich in der Freizeit beschäftigt?

Kunst-, Musik- und Tanztherapie

Alle drei Therapieformen sprechen in erster Linie die Gefühle an und wecken die Kreativität. Ob rhythmisches In-die-Hände-Klatschen, Sitztanz oder Malen, die meisten Patienten genießen diese Form der Therapie sehr. Diese körper- und gefühlsbetonten Ausdrucksformen bleiben sehr lange erhalten und bieten im fortgeschrittenen Stadium oftmals die einzige Kommunikationsmöglichkeit, die noch geblieben ist. Gemeinsames Singen, Tanzen oder Klatschen belebt Körper und Geist gleichermaßen und weckt die Lebensfreude. Die Lieblingsmusik oder alte Kinderlieder bieten einen Zugang zu den Erinnerungen. Bei der Musiktherapie kommen meist sehr einfach zu spielende Instrumente wie Rasseln, Triangeln, Trommeln oder die eigenen Hände zum Einsatz. Die Tanztherapie trainiert die Motorik und Koordination.

Ermuntern Sie den Demenzkranken zum gemeinsamen Malen, Basteln oder Modellieren. Die Freude am gemeinsamen kreativen Schaffen steht dabei im Vordergrund. Welche Ausdrucksformen liegen dem Betroffenen? Möglicherweise knüpfen Sie an Hobbys an oder entdecken gemeinsam neue Möglichkeiten. Dieses kreative Tun bietet dem Betroffenen einen Zugang zu seinen Gefühlen und zugleich eine Ausdrucksmöglichkeit, denn im Laufe der Erkrankung wird es für ihn immer schwieriger, seine Befindlichkeit in Worte zu kleiden. Diese Therapieformen gehören zu den Beschäftigungs- und Erhaltungstherapien.

Was versteht man unter Milieutherapie?

Mit Milieutherapie meint man die Anpassung der materiellen und sozialen Umwelt an die veränderten Wahrnehmungen, Empfindungen und Kompetenzen von dementen Patienten. Sie hat das Ziel, noch vorhandene Fähigkeiten zu erhalten und zu fördern. Je besser sich der Patient zurechtfindet, je sicherer er sich fühlt, desto geringer ist auch der Betreuungsaufwand.

Eine Milieutherapie setzt sich aus den hier erläuterten drei Kernelementen zusammen:

- Anpassung der sozialen Umgebung: Der Umgang mit dem Patienten ist durch Respekt, Akzeptanz und Partnerschaftlichkeit geprägt.
- Tagesstrukturierung: Vorgabe eines fest strukturierten Tagesablaufes, in dem sich Ruhe- und Aktivitätsphasen abwechseln. Der Patient soll sich sicher und geborgen fühlen.
- Anpassung der Räumlichkeiten: Dazu gehören beispielsweise helle, gut ausgeleuchtete Räume, die Entfernung von Stolperfallen, beschilderte Türen oder

offene Regale. Sie hat zum Ziel, dass sich der demente Mensch in seiner Umgebung wieder besser zurechtfindet und damit länger selbstständig leben kann.

Oft genügen wenige Veränderungen, um die Orientierung wieder zu gewährleisten, wie das folgende Beispiel zeigt.

» Er fand die Toilette nicht mehr

Hermann W. lebte noch allein, wurde von einem Pflegedienst und der Familie stundenweise betreut. Obwohl er nicht inkontinent war, nässte und kotete er sich ein, wofür er sich sehr schämte. Völlig verzweifelt beklagte er, dass irgendjemand seine Wohnung umgebaut und dabei das Klo vergessen habe. Was war passiert? Vom nicht sehr gut ausgeleuchteten Flur der Wohnung aus gingen vier gleiche Türen in die jeweiligen Räume ab. Herr W. fand einfach die Tür zur Toilette nicht mehr. Der Flur wurde heller beleuchtet und an die Türen kamen beschriftete Piktogramme. Damit fand er sich wieder zurecht und konnte rechtzeitig die Toilette aufsuchen.

Weitere Verfahren

Beschäftigungen, die der Betroffene als sinnvoll erlebt, spielen eine wichtige Rolle. Ein Gedächtnistraining, wie es vielfach für gesunde Menschen angeboten wird, kommt dagegen nicht infrage.

Ergotherapie – sich sinnvoll beschäftigen. Ergotherapie meint die sinnvolle Beschäftigung eines Demenzkranken, die die noch vorhandenen Fähigkeiten so lange wie möglich erhält. Meist handelt es sich dabei um Hausarbeit wie Zubereitung von Speisen sowie Handarbeiten und andere handwerkliche Tätigkeiten. (Wie Sie den Betroffenen in die täglich anfallenden Hausarbeiten einbinden können oder ihn mit anderen Tätigkeiten beschäftigen können, schildern wir ab S. 127).

Gedächtnistraining: Gehirnjogging ist nicht sinnvoll. Betroffen von der Erkrankung ist zunächst die Fähigkeit, neue Informationen zu speichern. Der sicherlich gut gemeinte Versuch, den Betroffenen mit immer neuen geistigen Anforderungen zu trainieren (»Gehirnjogging»), ist daher zum Scheitern verurteilt. Vielmehr führt er dem Erkrankten seine Defizite nur noch deutlicher vor Augen. Dies frustriert und verärgert. Ein Gedächtnistraining, wie es für nicht Demenzkranke vielfach angeboten wird, ist also ungeeignet.

wichtig

Für gesunde Menschen konzipierte Übungen zum Gehirnjogging sind für Demenzkranke nicht hilfreich.

Wenn Gedächtnistraining jedoch spielerisch, in Form von demenzgerechten Gruppenaktivitäten erfolgt, kann es auf den Betroffenen durchaus stimulierend und positiv wirken. Möglicherweise schauen Sie sich dabei einfache Übungen ab, wie z. B. auf Dinge zeigen und diese benennen lassen, um sie dann auch zu Hause durchzuführen. Leistungsdruck und Überforderung müssen dabei aber auf jeden Fall vermieden werden.

Basale Stimulation – Körperkontakt nutzen. Im Vordergrund der basalen Stimulation stehen die positiven Möglichkeiten eines Menschen, nicht seine Defekte und Defizite. Basale Stimulation ist der Versuch, sich der Lebenssituation eines kranken Menschen anzupassen und ihm für diese aktuelle Lebenssituation geeignete Wahrnehmungs-, Bewegungs- und Kommunikationsangebote zu machen.

Es wird versucht, dem Demenzkranken in schwierigen subjektiven Situationen, die durch Stress, hohe emotionale Belastung wie Angst oder Unruhe gekennzeichnet sind, eine Orientierung über den eigenen Körper und seine vorhandenen Möglichkeiten zu geben. Dies geschieht durch die Anregung von Grundbedürfnissen, z. B. nach Ruhe, Wärme, danach gestreichelt zu werden. Indem man also die »basalen« körperlichen Bedürfnisse befriedigt und durch gezielten Körperkontakt (z. B. Arm auf die Schulter legen) Sicherheit und Geborgenheit vermittelt.

Snoezelen. Diese Bezeichnung ist eine Phantasieschöpfung aus den beiden niederländischen Wörtern »snuffelen«, d. h. schnüffeln, schnuppern, und »doezelen«, d. h. dösen, schlummern. Gemeint ist der Aufenthalt in einem gesonderten, bequemen und gemütlichen, angenehm warmen Raum. Dieser abgegrenzte Bereich ist erfüllt von leisen Klängen und Melodien, wohligen Düften und wechselndem farbigem Licht. Dabei werden sowohl eine Verbesserung der Wahrnehmung und Aufmerksamkeit als auch Entspannung und Wohlbefinden angestrebt. Der Snoezelenraum ruft auch bei demenziell erkrankten Menschen angenehme Erinnerungen wach und animiert zum Träumen. Dieses Angebot hat in den letzten Jahren in der Pflege von Menschen mit fortgeschrittener Demenz weltweite Verbreitung gefunden.

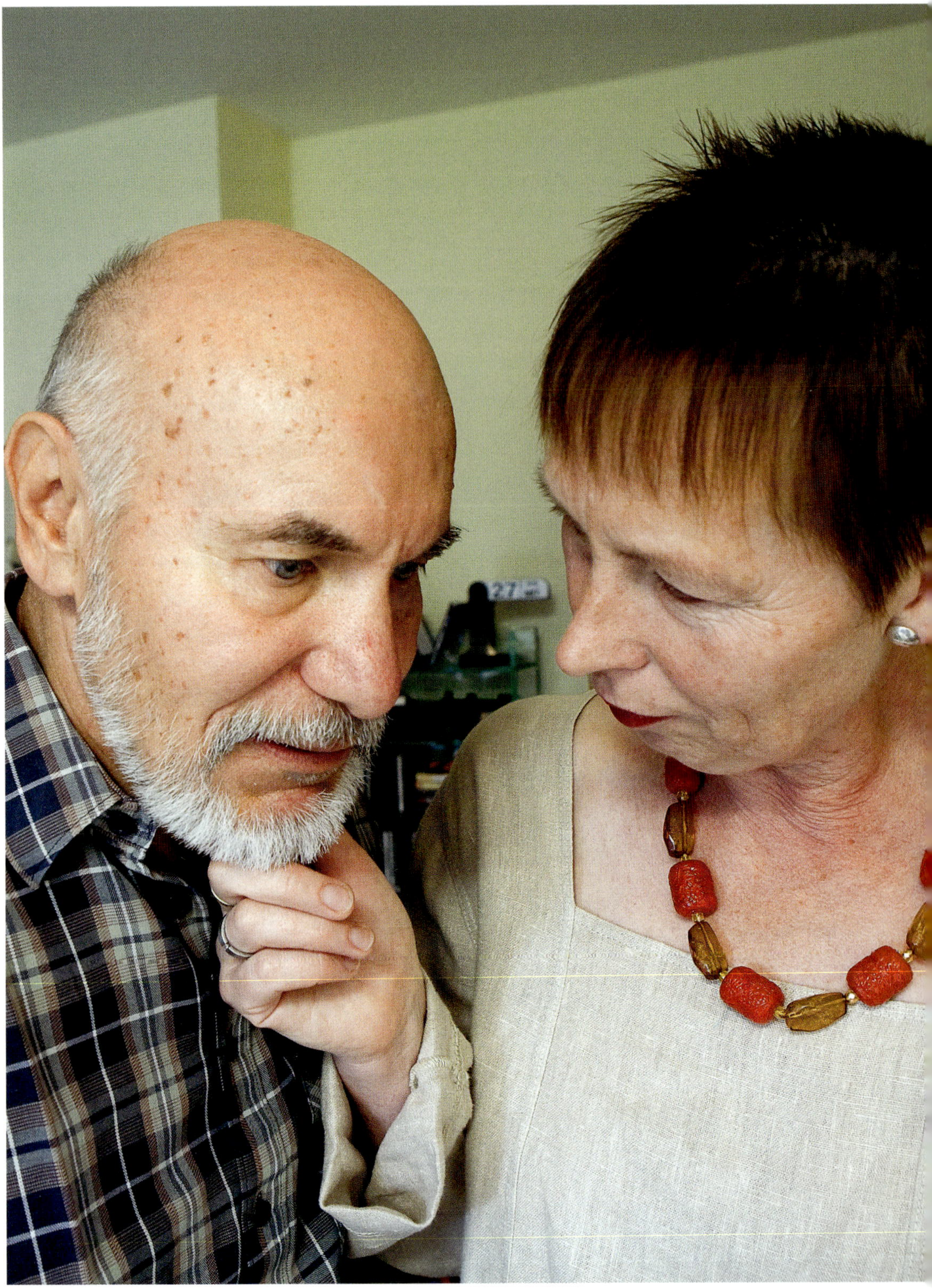

Selbsthilfe: Einen Demenzkranken betreuen

In diesem Kapitel finden Sie vielerlei Hilfestellungen und Anregungen zur Gestaltung des Alltags und zum Zusammenleben mit einem demenzkranken Menschen. Wie kann man die Selbstständigkeit des Betroffenen unterstützen? Wie kann man in Kontakt bleiben? Wie sollte man auf verändertes Verhalten reagieren? Wer hilft einem bei der Pflege?

In Kontakt bleiben

Die Erkrankung schränkt die Möglichkeiten des sprachlichen Ausdrucks und Verständnisses immer stärker ein. Dennoch ist es wichtig, im Rahmen der jeweiligen Fähigkeiten des Betroffenen in Kontakt und »im Gespräch zu bleiben«.

Die Kommunikation anpassen

Wie gelingt die Verständigung? Wie kann man Missverständnisse und Kränkungen vermeiden? Wie drücke ich mich am besten aus? Es ist hilfreich, bei der Kommunikation mit einem Demenzkranken bestimmte Regeln zu beachten.

Ignorieren Sie Fehler. Der Demenzkranke begeht häufig sprachliche Fehler, drückt sich umständlich oder ungenau aus. Es nützt ihm jedoch überhaupt nichts, wenn Sie ihn verbessern oder auf seine Defizite hinweisen. Im Gegenteil, er fühlt sich kontrolliert und bevormundet und wird unter Umständen aggressiv auf Ihre Korrektur reagieren. Im eigenen Interesse sollten Sie sich alle schulmeisterlichen Tendenzen im Umgang mit ihm abgewöhnen. Übergehen Sie Fehler oder beruhigen Sie ihn mit sanften Worten, falls er sich selbst darüber ärgern sollte, damit, dass jeder Mensch Fehler macht und es nicht so schlimm gewesen sei. Alle Belehrungen dagegen würden ihn nur kränken. Und Kränkungen treffen einen Demenzkranken besonders hart, weil er die Fähigkeit, sich selbst zu trösten und zu beruhigen, nicht mehr hat.

Verständigungsprobleme umschiffen

Es dauert oft eine Weile, bis ein Demenzkranker ein bestimmtes Wort oder eine Formulierung gefunden hat, die er sucht. Man sollte ihm nicht vorschnell ins Wort fallen oder versuchen, den Satz für ihn zu beenden. Möglicherweise wollte er etwas anderes sagen oder fühlt sich durch Ihre Ungeduld unter Druck gesetzt. Erst wenn Sie den Eindruck haben, er kommt einfach nicht mehr selbst drauf, könnten Sie ihm ein passendes Wort vorschlagen und nachfragen, ob dies das gesuchte Wort sei.

Die Aufmerksamkeit fördern. Achten Sie auch darauf, dass Ihre Unterhaltung nicht durch einen laufenden Fernseher, die surrende Spülmaschine oder Straßenlärm erschwert wird. Das würde die Verständigung und die erforderliche Konzentration unnötig erschweren. Am besten sitzen Sie sich bei einer Unterhaltung gegenüber. Verzettelt er sich oder verliert er den Faden? Dann führen Sie ihn behutsam zum eigentlichen Thema zurück, ohne auf den Schlenker weiter einzugehen.

Vermeiden Sie zu lange Sätze. Am einfachsten sind Sätze zu verstehen, die nur eine Aussage haben. Zum Beispiel: »Ich gehe jetzt zum Einkaufen.« Bei komplizierten Sätzen mit Einschüben und Nebensätzen besteht die Gefahr, dass Ihr Angehöriger am Ende Ihres Satzes den Anfang schon vergessen hat und damit die gesamte Satzaussage nicht verstehen kann. Wollen Sie einen bestimmten Zusammenhang oder eine kleine Begebenheit erzählen, unterteilen Sie die Sachverhalte auch wieder in kleine Bruchstücke und machen Sie jeweils kurze Sätze daraus, die Sie mit Pausen unterteilen. Sprechen Sie zudem langsam und deutlich.

Wiederholen Sie Namen und Aussagen. Auch die Verwendung von Pronomen, die sich auf zuvor genannte Personen beziehen, erschwert das Verständnis, weil sie eine Merkspanne voraussetzen, über die ein Demenzkranker meist nicht mehr verfügt. Sinnvoller ist es, die Person, von der Sie sprechen, in jedem Satz namentlich zu nennen. Genauso sollte man für den Angehörigen wichtige Aussagen mehrmals wiederholen. Achten Sie darauf, dass das Schlüsselwort am Ende des Satzes auftaucht, oder wiederholen Sie es noch einmal. Wollen Sie das Thema wechseln, machen Sie das nicht abrupt und unvermittelt, sondern schließen Sie erst das eine in Ruhe ab, machen Sie eine Pause und beginnen Sie dann mit dem neuen. Man kann den Themenwechsel auch explizit ankündigen.

Verzichten Sie auf Ironie

Scherze, bei denen man etwas anderes sagt, als man meint, führen zur Verwirrung. Die vielfältigen Denk- und Urteilsschritte, die erforderlich sind, um ironische Bemerkungen zu verstehen, können nicht mehr vollzogen werden. Sagen Sie also grundsätzlich nur das, was Sie tat-

TIPP

Achten Sie auf Gefühle und Gefühlsregungen

Menschen können sich auch auf einer Gefühlsebene austauschen. Denken Sie daran, dass das Gefühlsleben bei Demenzkranken erhalten bleibt. Demenziell erkrankte Menschen registrieren und verarbeiten Stimmungen und Einstellungen ihres Gegenübers auf der Gefühlsebene, auch wenn sie dafür keinen sprachlichen Ausdruck mehr finden können. Versuchen Sie, Vertrauen herzustellen, aufrechtzuerhalten und dieses nicht zu enttäuschen oder infrage zu stellen – auch wenn das manchmal schwerfällt. Achten Sie auf Gefühlsregungen des Kranken und versuchen Sie, darauf einzugehen und einfühlsam zu reagieren.

sächlich meinen. Das bezieht sich auch auf die Art und Weise, wie man etwas ausdrückt. Die indirekte Formulierung »Dein Rasierapparat ist auch schon ganz eingestaubt« wird der Betroffene nicht als Hinweis auffassen, dass es an der Zeit wäre, sich zu rasieren. Bestenfalls versteht er, dass es im Bad staubig ist. Bei »Ich würde mich freuen, wenn du dich jetzt rasiertest« oder »Bitte rasiere dich jetzt« ist zumindest das Verständnis gegeben. Ob er dieser Bitte nachkommt, steht auf einem anderen Blatt. Eventuell benötigt er dazu auch mehr Hilfestellung.

Wie kann man den Austausch verbessern?

Bei der Kommunikation mit einem Demenzkranken ist es besonders bedeutsam, aktiv zuzuhören. Was ist damit gemeint? Wir sind auf S. 105 schon darauf eingegangen, dass hinter einer Aussage häufig ein bestimmtes Grundbedürfnis steckt, das befriedigt werden will. Konzentriert man sich also nur auf den Inhaltsaspekt, nimmt man nur die häufig verworrenen Bruchstücke wahr, mit denen man nur wenig anfangen kann. Wenn man dagegen seine Antennen für das Gefühl und die Stimmung in der beschriebenen Situation ausfährt, versetzt einen das in die Lage, dem Betroffenen diese Gefühle zu spiegeln, Verständnis zu signalisieren und fürsorglich zu reagieren. Fühlt Ihr demenzkranker Angehöriger sich ernst genommen und angenommen, erleichtert das Ihr Zusammenleben ungemein.

Möglicherweise ist er selbst nicht mehr in der Lage, seine Äußerungen und Verhaltensweisen zu verstehen, und kann seine Gefühle nicht mehr analysieren. Dann ist er erst recht auf Ihr Einfühlungsvermögen angewiesen. Helfen Sie im dabei, sich selbst zu verstehen!

Überhören Sie vermeintliche Kritik. Viele Äußerungen Demenzkranker klingen verletzend oder angriffslustig. Da fällt es sehr schwer, nicht aggressiv zu reagieren. Tun Sie es dennoch nicht. Seine Fähigkeit, sich adäquat oder diplomatisch auszudrücken, ist verloren gegangen. Und auch die Empathiefähigkeit wird durch die Erkrankung zunichtegemacht. Der Betroffene ist nicht mehr in der Lage, sich in Ihre Situation hineinzuversetzen und etwas von Ihrem Standpunkt aus zu betrachten. Es wäre falsch, ihm eine böse Absicht zu unterstellen. Versuchen Sie, diese schmerzlichen Einbußen als Krankheitszeichen zu akzeptieren. Dann fällt es Ihnen wesentlich leichter, die Situation zu entschärfen.

Lassen Sie sich nicht auf einen Streit ein. Meinungen kontrovers zu diskutieren oder aufzurechnen, wer recht hat, das sind Strategien, die schon bei der Kommunikation unter gesunden Menschen wenig dienlich sind. Bei einem Demenzkranken sollte man solche Diskussionen tunlichst vermeiden. Argumentieren Sie nicht! Das führt unweigerlich zu Aggression oder Rückzug. Vermeiden Sie Situationen, die

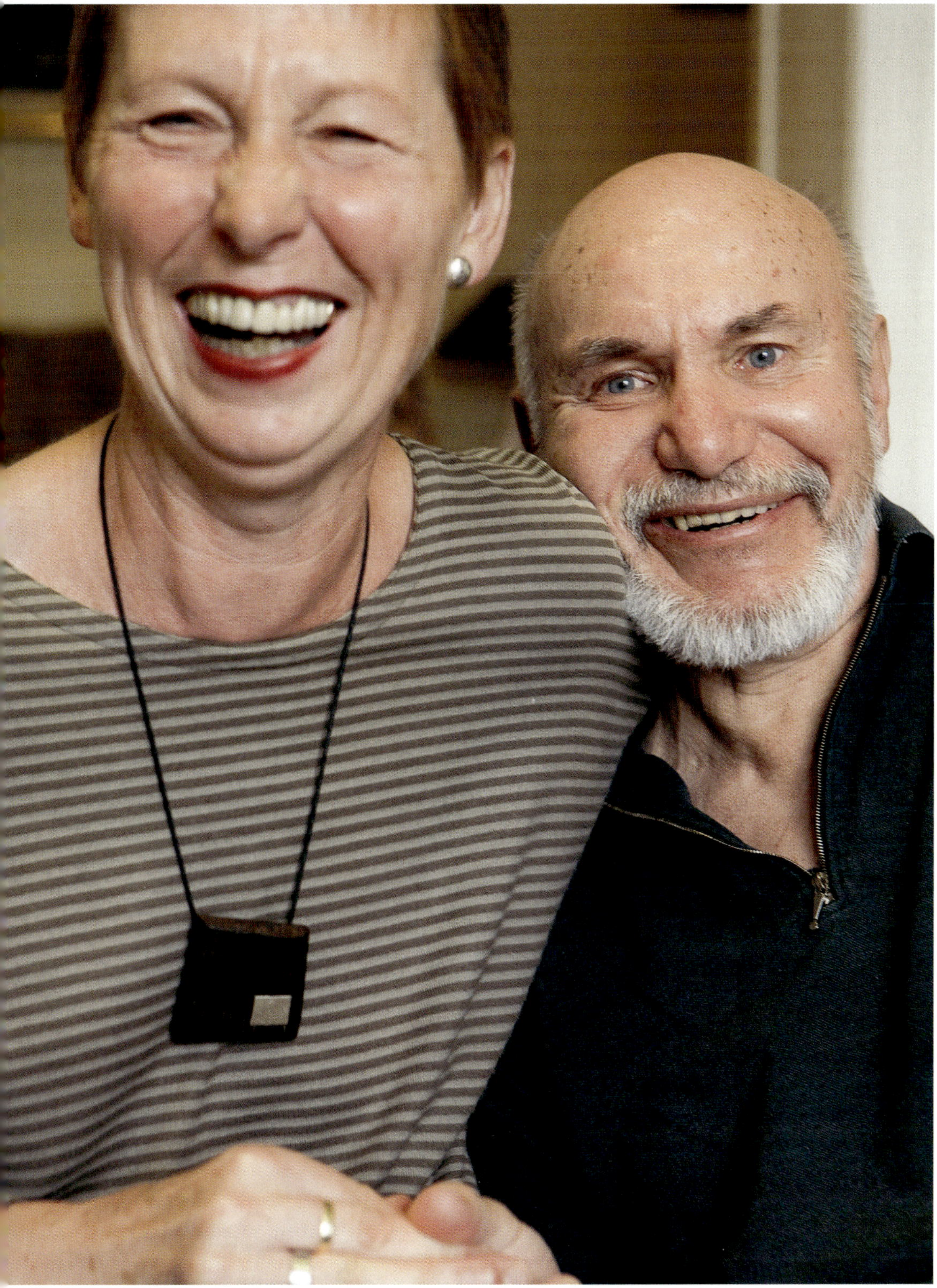

zu einem Konflikt führen könnten. Versuchen Sie diese diplomatisch zu umschiffen oder lenken Sie ab. Auch wenn Sie sich zunächst etwas unwohl dabei fühlen, Ablenkungsmanöver funktionieren häufig sehr gut. Der Betroffene hat das Streitthema nämlich schnell wieder vergessen. Und letztlich ist Ihnen beiden am meisten damit gedient, wenn die Atmosphäre entspannt und freundlich bleibt.

Die Welt des Demenzkranken anerkennen

Je stärker der Patient in seiner eigenen Welt lebt, desto wichtiger wird die Fähigkeit der Betreuungsperson, sich in diese fremde Welt, die von der Realität abgekoppelt ist, einzufühlen. Wir haben die Prinzipien der Validation, also das Anerkennen der Wirklichkeit des anderen, bereits beschrieben (siehe S. 105). Wenn eine 80-jährige Alzheimer-Patientin davon überzeugt ist, sie sei eine 17-jährige Ballettschülerin, dann kann sie weder erwachsene Kinder noch Enkel haben und schon gar nicht mit diesem alten Mann verheiratet sein, der standhaft behauptet, er sei seit 55 Jahren ihr Ehemann.

Der Patient kann seine Welt, das, was er für real hält, nicht verlassen. Es fällt si-

TIPP

Regeln für ein entspanntes Zusammenleben

Und weil es so wichtig und zugleich so schwierig durchzuhalten ist, legen wir Ihnen noch einmal die grundlegenden Regeln ans Herz:

- Versuchen Sie, sich in seine Welt, seine Realität einzufühlen.
- Akzeptieren Sie die Defizite und fördern Sie verbliebene Fähigkeiten.
- Nutzen Sie verstärkt nonverbale Kommunikation, einen liebevollen Blick, ein Lächeln, ein Streicheln.
- Sprechen Sie immer ruhig und freundlich mit ihm.
- Korrigieren Sie ihn nicht, wenn er einen Fehler gemacht hat oder ein Malheur passiert ist. Gehen Sie darüber hinweg oder trösten Sie ihn: »Ach, das ist mir neulich selbst passiert, das macht gar nichts.«
- Argumentieren oder diskutieren Sie nicht mit ihm. Versuchen Sie nicht, ihn »mit Gewalt« mit der realen Welt zu konfrontieren.
- Streiten Sie nicht mit ihm! Versuchen Sie, ihn abzulenken, wenn sich ein Konflikt anbahnt oder er aggressiv reagiert.
- Wenn Sie selbst so wütend sind, dass Sie diese Regeln nicht mehr beherzigen können, gehen Sie aus dem Zimmer. Nach einer Weile hat der Betroffene den Vorfall schon vergessen.

cherlich schwer, sich das immer wieder vor Augen zu halten, doch auch wenn er Dinge tut, die Sie ärgern, ist das weder Böswilligkeit noch Starrsinn, sondern meistens die einzige Reaktionsmöglichkeit, die ihm bleibt.

Wie sollte man auf Gedächtnisstörungen reagieren?

Wie soll man mit den unweigerlich auftretenden Gedächtnisstörungen umgehen? Diese sind meist schon zu Beginn der Erkrankung vorhanden und frustrieren und beschämen den Betroffenen häufig sehr.

- Bewahren Sie eine positive Einstellung und beruhigen Sie Ihren Angehörigen, wenn er z. B. plötzlich nicht mehr weiß, wo sich ein bestimmter Gegenstand befindet.
- Wenn Sie eine Fehlleistung bemerken, sollten Sie nicht unnötig die Aufmerksamkeit darauf lenken. Hat er beispielsweise die Butter in den Herd statt in den Kühlschrank geräumt, sollten Sie ihn nicht auf diesen Fehler hinweisen.
- Deuten Sie verletzendes Verhalten des Patienten nicht als persönlichen Angriff, wenn er beispielsweise behauptet, Sie seien nicht seine Tochter, obwohl Sie es sind.
- Darüber hinaus können eine gleichbleibende Umgebung und ein strukturierter Tagesablauf für Stabilität sorgen und die Bewältigung des Alltags erleichtern.

> TIPP
>
> **Gedächtnisstützen nutzen**
>
> Im Anfangsstadium der Erkrankung sind kleine Gedächtnisstützen wie Merk- und Notizzettel, die es auch in verschiedenen Farben und mit Klebestreifen (Haftzettel) gibt, hilfreich. Großformatige Kalender helfen bei der Organisation des Alltages genauso wie z. B. Medikamentendosen, in denen die Medikamente für die ganze Woche übersichtlich angeordnet werden können. Fotos mit Verwandten oder Freunden könnten mit den entsprechenden Namen versehen werden.

Mit aggressivem Verhalten umgehen

Gerade in der Frühphase der Erkrankung sind dem Betroffenen seine zunehmenden Defizite durchaus bewusst. Daher ist es absolut verständlich, dass es immer wieder Zeiten gibt, in denen der Erkrankte unglücklich, frustriert und unzufrieden ist und dies auch sein Umfeld merken lässt. Versuchen Sie, die Gefühle des Patienten durch Kritik oder Belehrungen nicht noch mehr zu verletzen.

Aggressionsverhalten wird durch den fortschreitenden Prozess des Nervenzellverlustes während einer Demenzerkrankung gefördert. In gesunden Tagen erlaubt uns ein funktionsfähiges Frontalhirn, mit Frustrationen in einer aggressionsfreien Form umzugehen. Bei Demenzerkrankungen wird auch dieses Hirnareal angegriffen und es kann seine Aufgaben nicht mehr erfüllen. Das begünstigt das Entstehen von gespannter Unruhe, die auch in Aggression übergehen kann.

Diese biologische Sichtweise ist aber unzureichend: Es muss nämlich auch beachtet werden, dass Aggression meist in beängstigenden Situationen entsteht, in denen die zwischenmenschliche Verständigung nicht gelingt (»herausforderndes Verhalten«). Aggression kann dann einen hilflos verzweifelten Kommunikationsversuch darstellen: z. B. wenn empfundene Schmerzen nicht mehr in gewohnter Form sprachlich geäußert werden können oder wenn Angehörige das demenzkranke Familienmitglied überfordern und unzureichend Verständnis zeigen. Das Auftreten von aggressivem Verhalten gehört leider ebenfalls zur Demenzerkrankung dazu. Die verbalen oder auch körperlichen Angriffe können die Betreuungsperson verständlicherweise sehr verunsichern und ängstigen.

TIPP

Den Vorfall verarbeiten

Achten Sie auf Ihre eigenen Gefühle. Wie geht es Ihnen nach einem solchen Vorkommnis? Mit aggressiven Handlungen umzugehen, ist besonders schwer. Möglicherweise fühlen Sie sich auch an frühere Gewalterlebnisse erinnert. Sie sollten den Vorfall mit einer Vertrauensperson besprechen. Bei dem Gespräch könnten Ihre eigene Angst, eventuell vorhandene Schuldgefühle, der zukünftige Umgang mit Aggressivität und Bewältigungsstrategien für Sie selbst thematisiert werden.

Lässt sich die Auslösesituation vermeiden?

Häufig wird dieses Abwehrverhalten durch beängstigende Situationen ausgelöst, wobei diese meist keine tatsächliche Gefahr darstellen, sondern lediglich vom Demenzkranken so wahrgenommen werden. Wenn beispielsweise aus dem Postboten ein Einbrecher wird, der sich an der Haustür zu schaffen macht. Wenn Sie die Auslösesituation identifiziert haben, können Sie versuchen, sie so zu verändern, dass sie den bedrohlichen Charakter für den Betroffenen verliert. Sie könnten den Briefträger beispielsweise bitten, zu klingeln und die Post persönlich an Sie oder den Betroffenen zu übergeben.

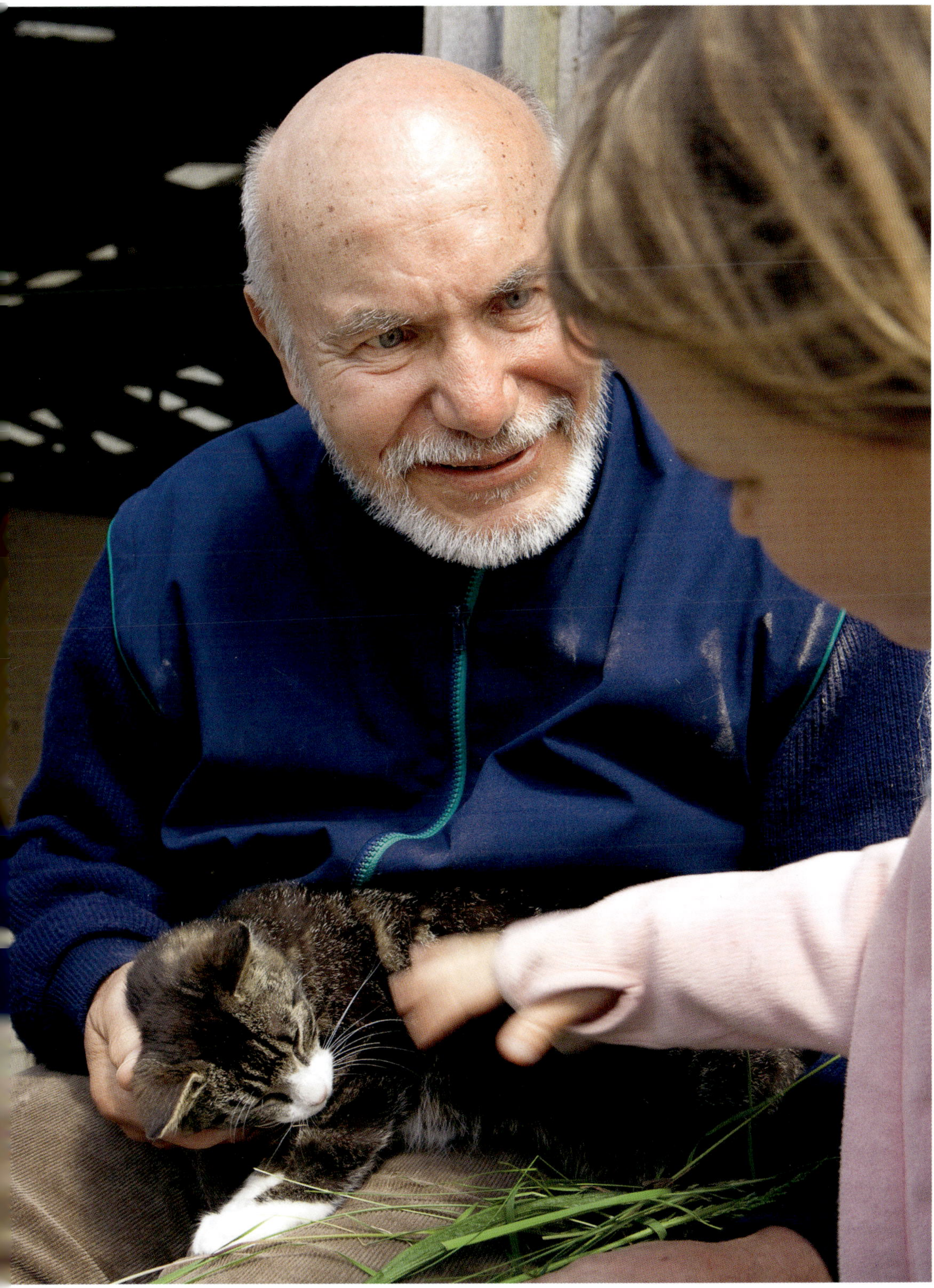

Wie sollte man auf Aggressionen reagieren?

- In der aggressiven Situation selbst sollten Sie möglichst gelassen bleiben und versuchen, den Demenzkranken zu beruhigen. Wenn er Sie tätlich angreift, also beispielsweise seinen Gehstock zum Schlagen verwendet, gilt es natürlich, zunächst für Ihre eigene Sicherheit zu sorgen. Verlassen Sie den Schauplatz. Das gibt Ihrem Angehörigen Zeit, sich wieder zu beruhigen. Wenn er derweil noch einen Blumentopf zerschlägt, ist das nicht so dramatisch.
- Wenn es irgend geht, sollte man auch bei aggressivem Verhalten die Strategie der Ablenkung verwenden. Machen Sie einen Vorschlag, von dem Sie wissen, dass Ihr Angehöriger ihn gern befolgt.
- Die generellen Regeln für den Umgang mit Demenzkranken gelten auch hier:
  - Vermeiden Sie es, Vorwürfe oder Anschuldigungen auszusprechen; das würde den Konflikt nur anheizen und zu weiteren Missverständnissen und Verwerfungen führen.
  - Versuchen Sie, sich nicht persönlich beleidigt zu fühlen, was zugegebenermaßen schwer ist.
  - Provozieren Sie den Betroffenen nicht. Auch wenn er ein absurdes Bild abgibt, lachen Sie ihn nicht aus!
  - Drohen und strafen Sie nicht.

Den Alltag meistern

Positiv ausgedrückt, könnte man den Alltag mit einem Demenzkranken als echtes Abenteuer bezeichnen. Es passiert immer wieder etwas Neues und Unerwartetes, auf das man reagieren muss.

Die Erkrankung bringt Veränderungen mit sich und die Betreuung muss entsprechend angepasst werden. Einige Strategien, wie man mit typischen Problemen eines Demenzpatienten umgehen kann, stellen wir nun vor. Dennoch wird immer wieder Ihre Kreativität gefragt sein. Manchmal sind unkonventionelle Lösungen nötig, damit der Betroffene so lange wie möglich aktiv am Leben teilnehmen kann. Im Folgenden finden Sie hilfreiche Anregungen für solche Lösungen.

Eine befriedigende Beschäftigung finden

Für die Lebenszufriedenheit ist es ungeheuer wichtig, dass der Betroffene, so weit es irgend geht, in die Alltagsaufgaben einbezogen wird, also »hilft«, obwohl Sie es allein meist schneller könnten, und so das Gefühl erhält, etwas Sinnvolles getan zu haben. Genauso bedeutsam sind Bewegung (Sport und Spiel) an der frischen Luft, Ruhe und Entspannung, Austausch oder Rückzugsmöglichkeiten und anregende und kreative Beschäftigungen wie Basteln, Malen, Töpfern oder Ähnliches. Wenn er selbst nichts mit seiner Zeit anzufangen weiß, schlagen Sie Betätigungen

TIPP

Sorgen Sie für Erfolgserlebnisse

Suchen Sie Aufgaben und Beschäftigungsmöglichkeiten, die den aktuellen Fähigkeiten des Demenzkranken entsprechen. Ermuntern Sie Ihren Angehörigen, so viele Dinge wie möglich selbstständig zu tun. Unterstützen Sie ihn nur dort, wo es nötig ist. Beachten Sie dabei die unterschiedliche Tagesform. Die Fähigkeiten und Fertigkeiten können stark schwanken – von Tag zu Tag und auch kurzfristiger. Es ist keine böse Absicht, dass der Betroffene an einem Tag Aufgaben besser bewältigt als an einem anderen.

vor. Gemeinsames Tun, wie z.B. ein Fotoalbum der Familie betrachten, ist dabei für viele angenehmer.

An der Hausarbeit beteiligen

Wählen Sie eine Aufgabe, die er gefahrlos bewältigen kann: z.B. Wäsche falten und einräumen, feucht wischen, Rasen mähen, Laub harken, den Weg fegen, Staub wischen, Zeitschriften oder etwas anderes sortieren. Achten Sie darauf, dass die Tätigkeit nicht länger als eine halbe Stunde dauert, um Ermüdung oder Langeweile vorzubeugen. Geben Sie wenn nötig Hilfestellungen. Bedanken Sie sich für die wertvolle Hilfe.

»Die Kartoffeln werden manchmal sehr klein.«

Frau M. war gelernte Hauswirtschafterin. Im Alter von 74 Jahren erkrankte sie an einer Alzheimer-Demenz und lebt seitdem im Haus ihres Sohnes. Obwohl sie dazu nicht mehr in der Lage ist, besteht sie nach wie vor darauf zu kochen und auch sonst aktiv im Haushalt tätig zu sein. Nach anfänglichen Schwierigkeiten und der Sorge, dass Frau M. sich dabei verletzen könnte, hat die Familie einen Weg gefunden, der alle zufrieden stellt. Frau M. ist für das Zusammenlegen und Falten der bügelfreien Wäsche zuständig und kann zudem im Wäscheschrank die Tisch- und Bettwäsche nach Belieben hin und her räumen. Sie hilft – wenn sie will – bei der Zubereitung der Mahlzeiten, beim Tischdecken und bei kleineren anderen Arbeiten mit. Dass die Kartoffeln dabei manchmal sehr klein geraten, das Besteck in den Gläsern steht oder die Terrasse täglich nass gewischt wird, daran hat sich die Familie gewöhnt und nimmt es mit Humor. Frau M. wiederum fühlt sich und ihre Arbeit gewürdigt und macht einen zufriedenen Eindruck.

Die tägliche Bewegung darf nicht fehlen!

Spazierengehen, Wandern, Rad fahren (bei Balancestörungen besser auf dem Heimtrainer), Tanzen, Gymnastik, Ballspiele oder andere Bewegungsspiele fördern nicht nur das körperliche Wohlbefinden, sondern unterstützen auch die geistige Beweglichkeit und die psychische Ausgeglichenheit. Gerade bei Antriebslosigkeit oder depressiver Verstimmung ist es umso wichtiger, dass Sie immer wieder Impulse geben. Wenn Sie sich gemeinsam an der frischen Luft bewegen, ist das übrigens auch für Sie ein gesunder Ausgleich, der beiden Freude bereitet, wie die folgenden Beispiele zeigen.

» Ein Tandemfahrrad war die Lösung

Herr G. berichtet, dass er und seine Frau immer gerne Fahrrad gefahren sind. Dies wollten sie auch nach der Diagnose Alzheimer-Demenz bei Frau G. fortsetzen. Schnell aber zeigte sich, dass sie dem nicht mehr gewachsen war. Herr G. kaufte daraufhin ein Tandemfahrrad. Mit diesem Gefährt sind sie auch bei der mittlerweile weit fortgeschrittenen Erkrankung seiner Frau immer noch unterwegs und nehmen auch an Fahrradtouren teil.

» Zum Tanzcafé gehen

Tanzen macht vielen Menschen Spaß. Bei Alzheimer-Patienten können damit sogar bereits verloren geglaubte Fähigkeiten wieder aktiviert werden. Viele Alzheimer-Angehörigengruppen bieten daher Tanzcafés für Betroffene und ihre Angehörigen an. Je nach den individuellen Fähigkeiten wird sich im 3/4-Takt gedreht, im Sitzen geschunkelt, werden die alten Schlager mitgesungen oder wird als Polonaise durch alle Räume gezogen. Wichtig ist nicht so sehr die Perfektion, sondern der Spaß an der Sache.

» Ausgiebige Spaziergänge fördern den Schlaf

Frau B. kam mit dem immensen Bewegungsdrang ihres an Alzheimer erkrankten Mannes dadurch gut zurande, dass sie jeden Tag jeweils zwei Stunden vormittags und nachmittags mit ihm spazieren ging. Anfangs war sie von dieser auch für sie anstrengenden Tätigkeit, die auch die Umstellung des gewohnten Tagesablaufs erforderte, nicht sehr begeistert. Mit der Zeit stellte sie aber fest, dass die viele Bewegung an der frischen Luft nicht nur beiden guttat, sondern dass ihr Mann danach auch ruhiger war und auch besser schlief. (Quelle: Alzheimer Info, die Info-Zeitschrift der Deutschen Alzheimer Gesellschaft)

Die Orientierung erleichtern

Die Orientierungslosigkeit betrifft nicht nur das Zurechtfinden in räumlicher Hinsicht, sondern auch das Fehlen einer »inneren Uhr«. Der Verlust der räumlichen und zeitlichen Orientierung ist auf die hirnorganischen Veränderungen zurückzuführen, man kann ihn also nicht rückgängig machen. Allerdings kann man dem Betroffenen die Orientierung erleichtern, indem man die Wohnung demenzgerecht gestaltet und eine gleichbleibende Tagesstruktur einhält, die viele Routinen aufweist.

wichtig

Schaffen Sie Orientierungshilfen und Rituale im Alltag.

Es ist weniger die fehlende Sachinformation, also zu wissen, wie spät es ist, als vielmehr das Fremdheitsgefühl und das Sich-nicht-mehr-Zurechtfinden, das massive Ängste auslöst. Die richtige Reaktion auf Orientierungsstörungen ist also in erster Linie, den Patienten zu beruhigen und ihm Sicherheit zu geben: »Mach dir keine Sorgen. Ich bin da. Es ist alles in Ordnung.« Die Sachinformation »Es ist zehn Uhr« hat dagegen kaum eine beruhigende Wirkung.

Belassen Sie die Wohnung so, dass der Betroffene sich gut zurechtfindet und viel selbstständig erledigen kann. Die Orientierung in den eigenen vier Wänden unterstützen beispielsweise an den Zimmertüren angebrachte Piktogramme oder Beschriftungen. Vermeiden Sie Neuerungen im Haushalt, denn das beschwört Fremdheitsgefühle herauf, und wenn es nur eine andersfarbige Bettwäsche ist, wie das folgende Beispiel zeigt.

» Neue Bettwäsche

Frau S. weigerte sich plötzlich, in ihrem Bett zu schlafen. Sie war sehr aufgeregt, weinte und war nicht dazu zu bewegen, ihre Haltung zu ändern. Was war passiert? Ihre Tochter, die sie betreut, hatte neue Bettwäsche gekauft und diese aufgezogen. Frau S. erkannte damit das Bett nicht mehr als »ihres« und war verständlicherweise nicht dazu bereit, im Bett eines Fremden zu schlafen. Von der gewohnten Bettwäsche wurde noch ein Set angeschafft und somit war der Wiedererkennungseffekt gegeben.

Für Sicherheit sorgen

Demenzpatienten neigen dazu, ständig in Bewegung zu sein. Manche laufen jeden Tag mehrere Kilometer, andere »kramen« permanent in ihren Schränken. Damit der Patient nicht unbemerkt die Wohnung verlassen kann, schließen Sie entweder die Tür ab oder befestigen Sie eine Klingelschnur oder Ähnliches an der Haustür, damit Sie mitbekommen, wenn die Tür geöffnet werden sollte. Sichern Sie den Flur oder die Wohnung so, dass der Patient gefahrlos umherwandern kann.

Potenziell gefährliche Gegenstände wie Putz- und Reinigungsmittel sollten unter Verschluss und unerreichbar für den Betroffenen aufbewahrt werden. Es gibt im Handel eine Reihe von Kindersicherungen, die sich auch in diesem Zusammenhang bewährt haben.

TIPP

Radio oder Fernsehen als »Lärmbelästigung«

Viele Demenzpatienten können Radio- oder Fernsehsendungen nicht mehr folgen. Die für sie ständige »Lärmbelästigung«, die sie nicht zuordnen können, kann zu Aggressionen führen. Manchmal werden die Schauspieler in einem Film auch für reale Personen gehalten. Mit der Folge, dass der Betroffene glaubt, dass sich plötzlich ihm fremde Menschen in seiner Wohnung aufhalten. Dies macht natürlich Angst. Es könnte helfen, den Fernseher auszuschalten und die »anwesenden« Gäste zu bitten, zu gehen.

Bekleidung und Körperpflege

Anziehen. Das selbstständige Auswählen der Bekleidung und das Ankleiden können Schwierigkeiten bereiten. Dennoch sollten Sie dem Patienten größtmögliche Selbstständigkeit gewähren, indem Sie ihn unauffällig dabei unterstützen.

Körperpflege

Jeder, der schon einmal wegen einer Operation oder eines Unfalls auf fremde Hilfe bei der Körperpflege angewiesen war, weiß, wie unangenehm dies sein kann. Neben dem Angewiesensein auf fremde Hilfe spielt dabei natürlich auch die persönliche Scham eine Rolle. Besonders die Intimhygiene ist oft ein unüberwindbares Hindernis. In den Anfangsstadien der Krankheit muss meist an die persönliche Hygiene nur erinnert oder dazu angeleitet werden. Wenn der Betroffene mit Handlungsaufforderungen nichts anfangen kann, ist es sinnvoll, ihm vorzumachen, was er tun soll. Also, beispielsweise sich selbst die Zähne zu putzen.

Erklären Sie Ihre Handgriffe immer wieder aufs Neue. Spülen Sie z.B. bei der Haarwäsche Ihrem Angehörigen nicht einfach den Kopf ab, sondern erklären Sie, was Sie tun: »Ich werde dir jetzt die Haare ausspülen.« Es könnte sonst sein, dass Ihr Angehöriger erschrickt und das Haarewaschen als etwas Negatives empfindet. Hintergrund ist die uns angeborene taktile Abwehr, mit der wir auf alle uns unbekannten Sinnesreize reagieren. Der Gegensatz dazu ist die Neugier. Bei dementen Menschen äußert sich die taktile Abwehr dadurch, dass sie mit Hand oder Arm abwehren oder ablehnende Laute von sich geben.

Baden und duschen. Manche Demenzkranke entwickeln Angst vor dem Wasser in der Wanne, werden temperaturempfindlicher oder fürchten sich vorm Aus-

TIPP

Hilfestellungen bei der Kleidung geben

- Belassen Sie nur der Jahreszeit angemessene Bekleidung im Schrank.
- Wenn die Auswahl aus dem Schrank nicht mehr gelingt, legen Sie zwei Bekleidungsmöglichkeiten hin und fragen Sie, welche von den beiden der Betroffene tragen möchte.
- Oder treffen Sie die Auswahl und richten Sie die Kleidung in der Reihenfolge, wie sie angezogen wird, hin.
- Trägt die Person am liebsten immer dieselben Sachen, auch wenn sie verschmutzt sind, kaufen Sie ähnliche Kleidungsstücke und wechseln Sie sie dann zum Waschen aus.
- Die Kleidungsstücke sollten das selbstständige Anziehen erleichtern. Bieten Sie also lieber:
  - Slipper statt Schnürschuhe
  - Röcke oder Hosen mit Gummizug statt Reißverschluss
  - Klettverschlüsse statt Knöpfe oder Reißverschluss
  - große Knöpfe statt kleine
  - locker sitzende Kleidung statt enge
  - BH mit Vorderverschluss statt mit Rückenverschluss
- Geben Sie dem Betroffenen ausreichend Zeit zum Anziehen und loben Sie ihn, wenn er sich ansprechend gekleidet hat.

rutschen. Achten Sie also auf eine sichere Gestaltung des Bads: helle Duschmatte in Wanne oder Dusche als Rutschschutz (eine dunkle könnte aussehen wie ein Loch), der Raum sollte ausreichend warm sein, das Wasser angenehm temperiert und nicht zu tief. Einige genießen wohlriechende Badezusätze. Ein Badewannenlift oder ein Duschsitz ermöglicht vielen Patienten, die große Körperpflege noch selbstständig zu erledigen.

Rasieren. Das Rasieren mit einem Nassrasierer birgt ein großes Verletzungsrisiko vor allem bei fortgeschrittener Erkrankung. Besser wäre es sicherlich, wenn Ihr Angehöriger einen elektrischen Apparat verwendete oder wenn er sich rasieren ließe. Dieser Vorschlag könnte jedoch auf erheblichen Widerstand stoßen, da er gewohnt ist, dies selbstständig zu erledigen.

Haar- und Nagelpflege. Die Haarpflege lässt sich zumindest bei Frauen durch regelmäßige Friseurbesuche sicherstellen. Oder Sie lassen jemanden ins Haus kommen. Viele Friseure bieten auf Anfrage schon einen Hausbesuch an, der häufig nicht viele kostenintensiver ausfällt als ein normaler Friseurbesuch. Für Frauen, die zeitlebens Wert auf ein ansprechendes und gepflegtes Äußeres gelegt haben, trägt eine hübsche Frisur nicht unerheblich zum Selbstwertgefühl bei. Ging die Patientin regelmäßig zur Maniküre, sollten Sie dies beibehalten. Beim Finger- und Zehennägelschneiden sind Demenzkranke relativ früh auf Hilfe angewiesen.

TIPP

Die Intimsphäre respektieren

Nehmen Sie so weit wie möglich Rücksicht auf die Intimsphäre und die Würde des Patienten. Lassen Sie ihn, wenn immer möglich, eine Weile allein im Bad, wenn er noch weiß, was zu tun ist. Oder leiten Sie ihn an und gehen Sie dann hinaus. Manchmal hilft es auch, wenn man dafür sorgt, dass eine gleichgeschlechtliche Pflegekraft beim Waschen hilft, um die Schamgrenze ein wenig herabzusetzen (siehe Beispiel). Aus Sicherheitsgründen sollte die Badezimmertür nicht abschließbar sein, sodass Sie jederzeit zu Hilfe eilen können.

» Nur ein Pfleger durfte mit ins Bad

Herr K. lebte schon lange im Haus seines Sohnes, als er an Alzheimer erkrankte. Schnell entwickelte sich die Körperpflege zum Problem. Helfen lassen wollte er sich nur von seinem Sohn, dieser war aber oft auf Geschäftsreise. Da er auf Unterstützungsversuche seiner Schwiegertochter extrem aggressiv reagierte und »fremde« Hilfe ebenfalls strikt ablehnte, blieb Herr K. manchmal mehrere Tage ungewaschen und unrasiert. Die Familie war hilflos zerrissen zwischen »dann soll er halt müffeln« und »ich merke doch, dass er sich so nicht wohlfühlt«. Die Familie nahm Kontakt zu Pflegediensten auf und erfuhr dabei, dass dieses Problem sehr häufig auftritt: Herr K. wollte bei einer so intimen Prozedur wie der Körperpflege keine Hilfe von einer Frau. Den vom Pflegedienst geschickten Pfleger akzeptierte er anstandslos.

Essen und Trinken

Rein statistisch gesehen neigen demenziell erkrankte Menschen zu Fehl- und Unterernährung. Diese Tendenz wirkt oft lebensbegrenzend: Infektionen, Stürze, Muskelabbau, Apathie und Selbstvernachlässigung sind häufige Folgen. Zu bedenken ist auch, dass sich während der Demenzerkrankung Ernährungsgewohnheiten und -präferenzen ändern können, z. B. der früher genussfreudige, vielleicht sogar adipöse, jetzt demenziell Erkrankte lehnt zunehmend Essen und vor allem eine Diät ab.

Bei der Ernährung von Demenzkranken ist das penible Festhalten an Ernährungsplänen nicht mehr so wichtig wie die Nahrungsaufnahme überhaupt. Und diese

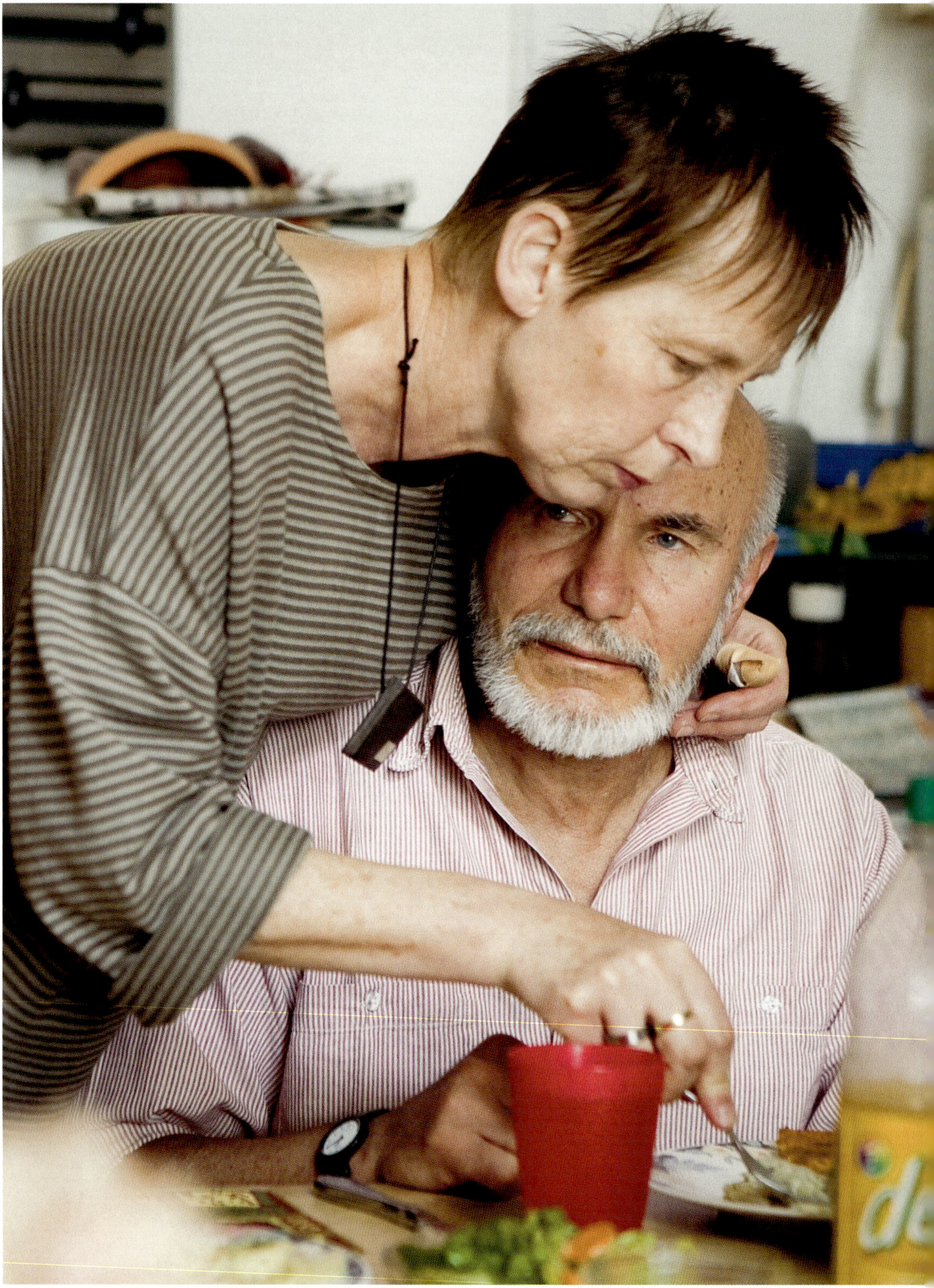

TIPP

Gesund und ausgewogen essen

Eine gesunde und ausgewogene Ernährung ist wichtig, damit der Körper mit allen benötigten Vitaminen und Mineralstoffen versorgt wird.

- Mehrere kleinere Mahlzeiten sind besser als drei große.
- Ihr Angehöriger sollte drei Liter Wasser, Früchte- oder Kräutertee, Obst- und Gemüsesäfte (mit Wasser gemischt oder pur) trinken.
- Idealerweise sollte er drei bis vier Portionen Obst oder Gemüse (z. B. Gurke, Tomate, Radieschen, Paprika, die man roh knabbern kann) am Tag verzehren.
- Brot und Brötchen aus Vollkorn sind besser als helle Sorten aus Weißmehl, vorausgesetzt natürlich, er mag Vollkornbrot.
- Als grobes Maß für die tägliche Eiweißversorgung können Sie sich an 200 g Fisch, 100 g Fleisch (z. B. Geflügel) oder 100 g Wurst pro Tag orientieren.
- Als Maß für die Milchprodukte können 1/2 Liter Milch, drei Joghurts oder vier Scheiben Käse pro Tag dienen.
- Weniger Schweine- und Rindfleisch, lieber mehr Fisch (auf Gräten achten).

sollte in erster Linie Spaß machen und schmecken. Immer vorausgesetzt, dass der Arzt keine Diät verordnet hat.

Viele entwickeln einen »süßen Zahn« und es gibt keinen Grund, warum dem nicht auch Rechnung getragen werden sollte. Heiße Milch mit Honig oder Kakao wecken Kindheitserinnerungen, machen satt, sorgen für das benötigte Kalzium und tragen zur Flüssigkeitszufuhr bei.

Achten Sie darauf, dass der Demenzkranke genug trinkt

Wie bei vielen alten Menschen ist die ausreichende Versorgung mit Flüssigkeit meist ein Problem. Das Durstgefühl lässt nach, der häufige Gang zur Toilette wird oft als lästig empfunden und Alzheimer-Kranke vergessen schlichtweg das Trinken. Sie müssen daher in regelmäßigen Abständen zum Trinken angehalten werden. Manchmal helfen kleine Tricks: Richten Sie Ihrem Angehörigen die für den Tag benötigten Getränke und legen Sie die Nachricht »Bitte alles austrinken« dazu. Reichen Sie ihm ein paar Minuten, nachdem er ein Glas getrunken hat, ein zweites, oft wird er schon vergessen haben, dass er gerade erst getrunken hat.

Alkohol ist tabu. Alkohol ist tabu, da er sich mit den meisten Medikamenten nicht verträgt und die Sturzgefahr erhöht. Der Betroffene, der sein Leben lang nach dem Abendbrot ein Bier getrunken hat, freut sich auch über ein alkoholfreies Bier.

Vorsicht bei spätem Kaffeegenuss. Und auch koffeinhaltige Getränke sollten nur in Maßen konsumiert werden. Vor allem am Nachmittag oder noch später getrunken, können sie die Tendenz des nächtlichen Herumwanderns verstärken. Und der Nachmittagskuchen schmeckt auch mit koffeinfreiem Kaffee oder Tee. Frucht- und Gemüsesäfte, entweder pur oder als Schorle, decken sowohl den Flüssigkeits- als auch den Vitaminbedarf. Mittlerweile gibt es auch ein großes Angebot an Früchte- und Kräutertees, die sowohl warm als auch kalt gut schmecken und sich gut vorbereiten lassen.

»Das Essen landete in den Haaren.«

»Als meine Mutter zum wiederholten Mal mit bloßen Händen in die Schüsseln griff, den Kartoffelbrei über den ganzen Tisch verteilte und sich das Gemüse in die Haare schmierte, weigerte sich mein Mann, weiterhin an den gemeinsamen Mahlzeiten teilzunehmen«.

Tischmanieren und der Umgang mit Besteck

Je weiter die Krankheit voranschreitet, desto mehr nehmen neben den kognitiven auch die motorischen Fähigkeiten ab. Der Umgang mit Messer und Gabel fällt zunehmend schwerer und kann auch ganz unmöglich werden. Die Situation bei Tisch ist eine der weiteren Belastungsproben, mit der sich Pflegende konfrontiert sehen.

Um die Situation bei Tisch zu entspannen, kann man das Essen so darreichen, dass es mit den Fingern gegessen werden kann: Brot als Schnittchen, Äpfel bereits entkernt und in Spalten geschnitten, süße Teilchen statt Torte, Brokkoli statt Erbsen. Kleine Fleischbällchen ersetzen die große Frikadelle und Kartoffelrösti den Kartoffelbrei. Der Umgang mit dem Löffel funktioniert meist länger und birgt auch weniger Verletzungsrisiko in sich. Dass das Essen nicht kochend heiß auf den Tisch kommen darf, versteht sich von selbst.

Nicht nur für den Erhalt seiner Alltagsfähigkeiten, sondern auch für seine Würde ist es wichtig, den Erkrankten die Dinge, die er noch selbstständig tun kann, auch so lange machen zu lassen, wie er es kann. Wenn das Essen dabei kalt wird, mal etwas danebengeht oder die Situation als unappetitlich empfunden wird, halten Sie sich vor Augen, dass der Betroffene dies nicht absichtlich tut.

TIPP

Trotz »kindischen Verhaltens« den Respekt nicht verlieren

Viele Hinweise für den Umgang mit Demenzpatienten erinnern an Erziehungstipps für kleine Kinder, weil sowohl Demenzpatienten als auch kleine Kinder logischen Argumenten nicht zugänglich sind, die Folgen ihrer Handlungen nicht abschätzen können und auf Unterstützung und Hilfe angewiesen sind. Kinder entwickeln sich nach vorn, lernen jeden Tag etwas Neues, erweitern ständig ihre Fähigkeiten. Bei einem Demenzkranken ist dies genau umgekehrt. Für beide aber gilt: Sie sollten in einer beschützten, sicheren Umgebung leben, mit Achtung behandelt und liebevoll umsorgt werden.

Und auch wenn es viele Parallelen gibt, darf man nie vergessen, dass der Demenzpatient eben kein Kind ist. Er ist ein alter Mensch mit einer ganz persönlichen Geschichte, der das Recht auf eine würdevolle Behandlung hat.

Selbstständig Auto fahren?

Menschen mit demenziellen Erkrankungen wollen möglichst lange ihre Selbstständigkeit und Selbstbestimmung (Autonomie) erhalten. In dieser Absicht sollten sie auch unterstützt werden, solange sie sich selbst oder andere dabei nicht gefährden. Dem selbstständigen Autofahren messen viele demenzkranke Menschen zu Erkrankungsbeginn eine große Bedeutung zu. Dies birgt jedoch ernsthafte Gefahren für die Betroffenen und ihre Mitmenschen.

Mehrere Untersuchungen haben schlüssig nachgewiesen, dass mit der Dauer und dem Schweregrad der Demenz das Risiko für Verkehrsunfälle steigt. Schon in frühen Erkrankungsstadien werden kognitive Abläufe langsamer, wird die Einschätzung von Entfernungen und Geschwindigkeiten unscharf und das Reaktionsvermögen bei unvorhergesehenen Situationen im Straßenverkehr unsicher. Hinzu kommen bei weiterem Erkrankungsfortschreiten die Orientierungsprobleme, weshalb sich Autofahrer mit demenziellen Erkrankungen häufiger verfahren. Ein Alarmzeichen ist es auch, wenn sich nach langjährigem unfallfreien Fahren auf einmal »Beinahe-Unfälle« ereignen oder wenn der Fahrer auf einmal nicht nachvollziehbare »technische Schwierigkeiten« an seinem Fahrzeug entdeckt.

Den Arzt zu Rate ziehen

In solchen Situationen kommt den Angehörigen eine besondere Verantwortung

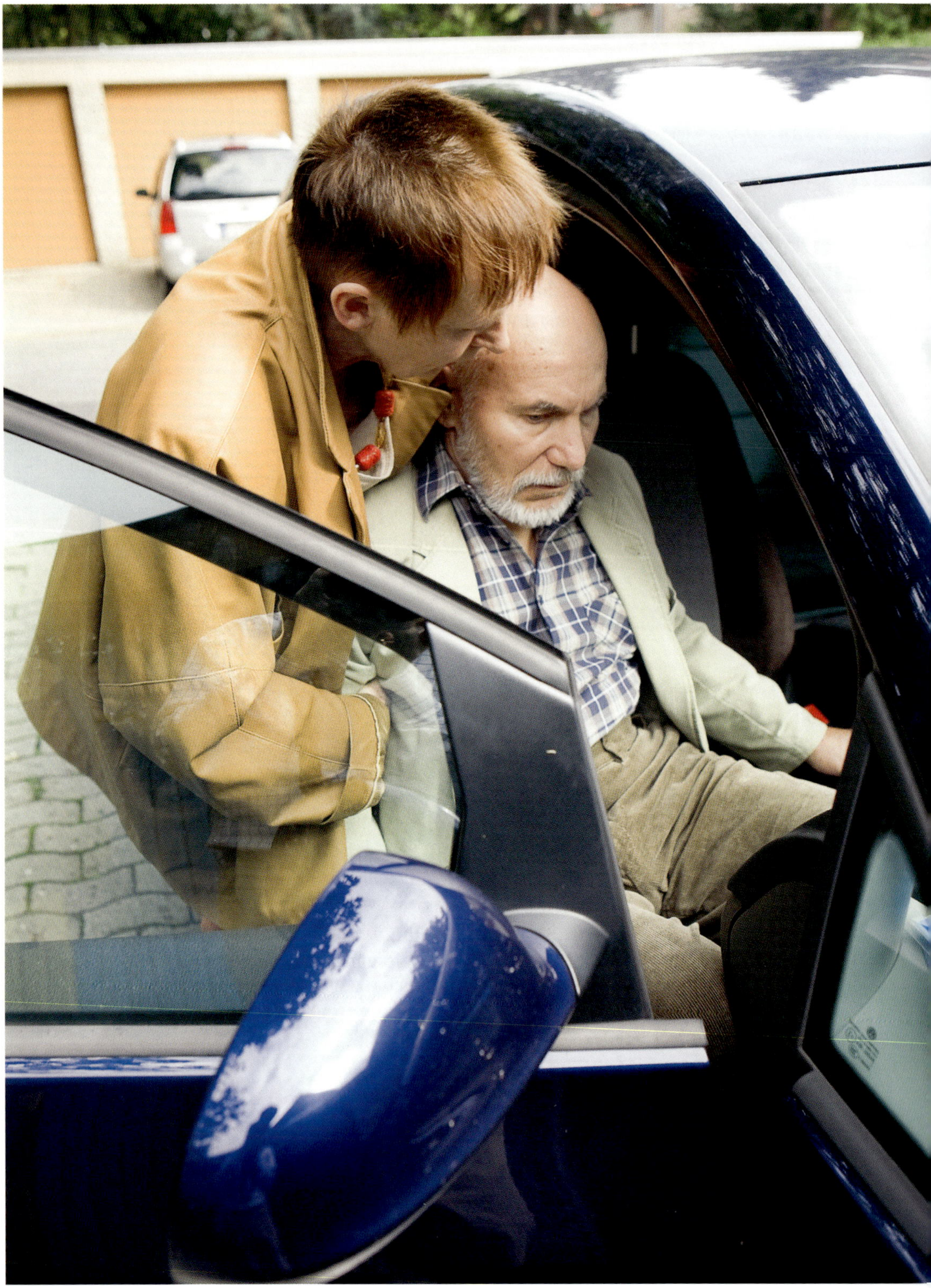

zu, ein demenzkranker Mensch kann seine Fähigkeiten häufig nicht mehr richtig einschätzen. In Zweifelsfällen sollte stets der Arzt zu Rate gezogen werden. Dieser ist zwar mit dem Problem konfrontiert, dass es keine sichere Methode zur Feststellung der Fahrtauglichkeit im Alter gibt. Gleichwohl kann ein Arzt möglicherweise mit größerer Überzeugungskraft den Betroffenen zur Abgabe seines Führerscheins bewegen.

Manchmal mag der Arzt es im Frühstadium nach sorgfältiger Abwägung für verantwortbar erachten, dem Wunsch des demenzkranken Patienten nach Zustimmung zum Führen eines Autos zu entsprechen. Dann muss aber in kurzfristigen Abständen die Fahrtauglichkeit gründlich geprüft werden und es muss ein Arzt in ebenso kurzen Zeitabständen zur Fahrtauglichkeit Stellung nehmen. Man muss sorgfältig abwägen zwischen dem berechtigten und zu unterstützenden Wunsch eines demenzkranken Menschen nach Selbstbestimmung und Selbstständigkeit und der Gefährdung, die sich im Straßenverkehr für den Auto fahrenden Betroffenen und seine Mitmenschen ergibt.

Autostimulation

Nicht nur aus Pflegeheimen ist bekannt, dass demente Patienten sehr unruhig sein können. Sie zerren an der Bettdecke oder dem Laken, zerreißen die Windeln, reißen sich Haare aus, verschmieren ihre Ausscheidungen oder kratzen an der Wand. Im Fachjargon heißt dies »Autostimulation»; der Patient beschäftigt sich selbst, stimuliert sich, weil es sonst niemand tut. Seine Welt ist sehr eingeschränkt. Wenn es keine positiven Sinnesreize gibt, beschäftigt sich der Patient eben selbst.

Es gibt eine Vielzahl von Möglichkeiten, die Sinne positiv zu stimulieren. Sie als Angehöriger werden am besten wissen, was Ihrem Angehörigen gefällt:

- Verwendung von duftenden Waschzusätzen oder Körperlotionen
- Verwendung des Lieblingsparfüms
- Hand- oder Fußmassage
- Duftkerzen oder -lampen
- Mobile über dem Bett befestigen
- Aufstellen von Familienfotos
- Erzählen(lassen) von Geschichten »von früher«
- Lieblingsessen oder Lieblingsgetränk servieren
- Einbeziehung in den Familienalltag
- Spaziergänge
- Lieblingsmusik vorspielen
- mit einem Hund spielen, der hierfür trainiert ist (»Therapiehund«)

Natürlich muss auch das Hörvermögen (wird ein Hörgerät benötigt?) und die Sehfähigkeit (stimmt die Dioptrienzahl noch?) regelmäßig überprüft werden.

Einen bettlägerigen Patienten pflegen

Die meisten Krankenkassen bieten Kurse für pflegende Angehörige an, in denen das Einmaleins der Pflege vermittelt wird. Die Hinzuziehung eines professionellen Pflegedienstes wird aber eindringlich empfohlen. Spezielle Pflegebetten, Toilettenwagen, Pflegeartikel usw. sind auf Rezept zu erhalten. Meist muss aber ein gewisser Eigenanteil übernommen werden.

Wenn ein demenziell erkrankter Mensch bettlägerig geworden ist, hat die Zeit des endgültigen Abschieds begonnen. Die meisten Patienten sind zu diesem Zeitpunkt nicht mehr in der Lage, ein Gespräch zu führen. Der taktile Umgang, also Berühren, Anfassen, Streicheln, In-den-Arm-Nehmen, ist jetzt noch wichtiger als vorher.

Man muss auch darauf achten, dass der Patient sich nicht wund liegt, also keinen Dekubitus entwickelt. Dies ist durch regelmäßige Umlagerung und spezielle Matratzen zu verhindern. Die Haut, auch im Intimbereich, muss genau beobachtet werden. Auch die Nahrungs- und Flüssigkeitszufuhr müssen genauestens überwacht werden.

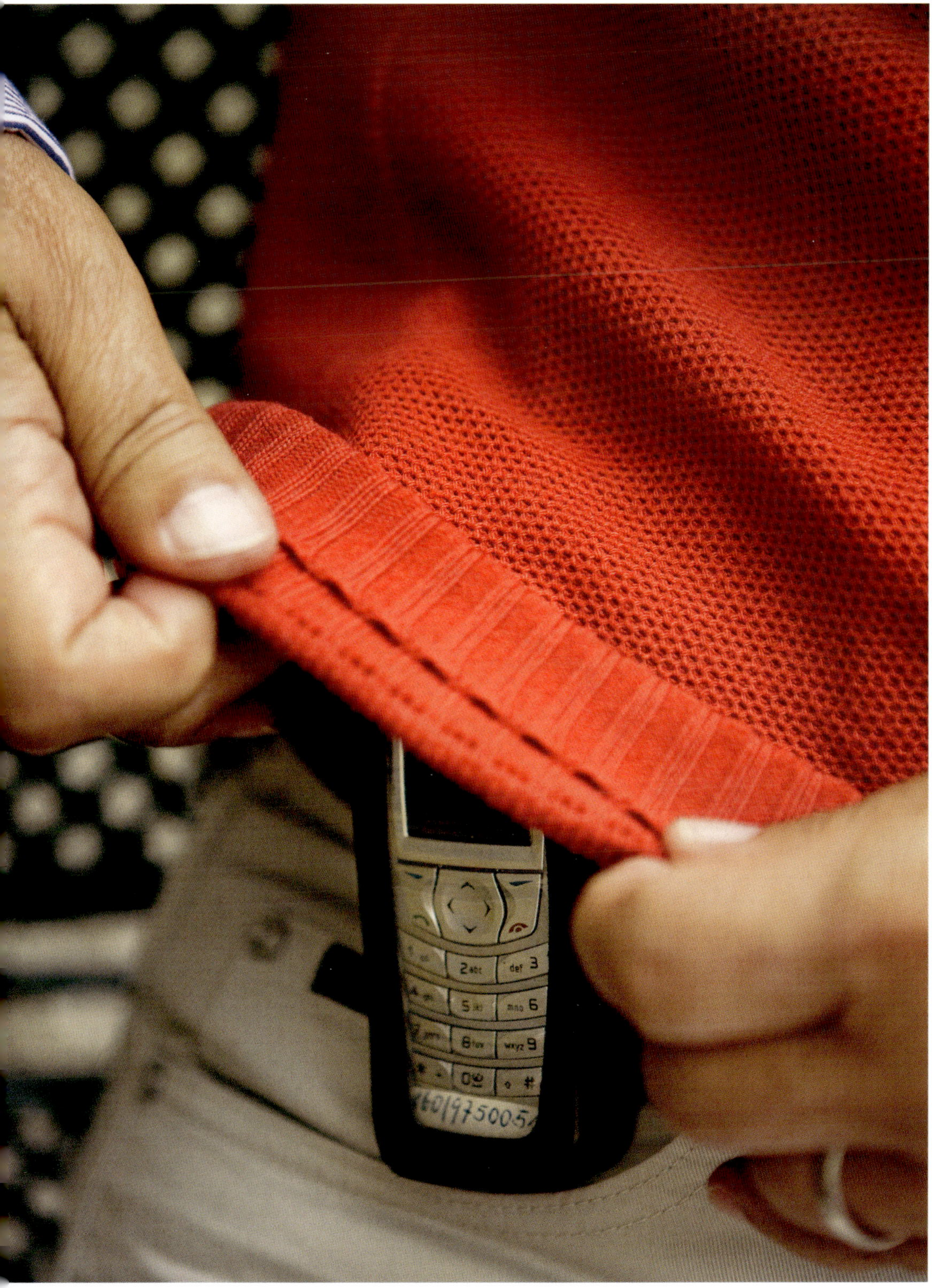

Lassen Sie sich helfen

Wichtig ist, dass Sie sich so umfassend wie möglich über die Krankheit und ihre Auswirkungen informieren. Hilfreich wäre auch, wenn Sie möglichst offen mit der Erkrankung umgingen.

Es gibt keinen Grund, dass Sie oder Ihr Angehöriger sich schämen oder schuldig fühlen. Sicherlich ist es aber gut, sich erst mit der neuen Situation vertraut zu machen, bevor man Bekannte oder Nachbarn informiert.

Man kann die Pflege nicht allein bewältigen

Einen verwirrten alten Menschen zu pflegen, ist eine der schwierigsten Aufgaben überhaupt. Zu meistern ist sie nur mit Geduld, Langmut, Verständnis, viel Liebe und noch mehr Humor sowie der Bereitschaft, Hilfe anzunehmen und sie bei

TIPP

Verhaltenstherapie für Angehörige

Je besser der pflegende Angehörige über die Begleiterscheinungen einer Demenz informiert ist, desto leichter kann er damit umgehen. In der Verhaltenstherapie für Angehörige wird über Ursache und Ausprägung der Verhaltensauffälligkeiten der Erkrankten informiert und der Umgang damit trainiert. Auf diese Weise sollen Überforderungssituationen und eine allgemeine Überlastung der Betreuungsperson vermieden sowie der Entwicklung unangebrachter Schuldgefühle vorgebeugt werden. Dazu gehört auch die Information über Unterstützungsangebote wie ambulante Pflege, Tagespflege, Betreuungsgruppen oder Selbsthilfegruppen. An einigen Gedächtnissprechstunden von Kliniken werden auch Angehörigengruppen, die meist von einer Diplom-Psychologin betreut werden, angeboten. Neben dem Austausch mit anderen pflegenden Angehörigen bietet sich hierbei auch die Gelegenheit, im Einzelgespräch individuelle Probleme zu erörtern.

Bedarf auch einzufordern. Ohne Unterstützung der gesamten (!) Familie, von Freunden und Nachbarn und vor allem der Wahrnehmung von professionellen Hilfsangeboten ist dies nicht zu bewältigen. Kein Mensch kann 24 Stunden am Tag, sieben Tage in der Woche, 52 Wochen im Jahr immer ausgeglichen, freundlich, liebevoll und kompetent einen verwirrten Angehörigen betreuen und pflegen. Schnell ist man überfordert. Überforderung führt zu Aggressionen. Überforderte und aggressive Pflege ist aber eine schlechte Pflege. Aufgrund der hohen Belastungen in der Pflege befinden sich die Beteiligten oft in einem Teufelskreis: Stress führt zu Aggressionen, die den Betroffenen noch mehr verwirren, was wiederum zu Schuldgefühlen beim Pflegenden führt und damit den Stress verstärkt.

Diese enorme, vor allem auch große seelische Belastung führt bei mehr als der Hälfte der pflegenden Angehörigen zu depressiven Verstimmungen und anderen Erkrankungen. Daher ist es nicht nur Ihr Recht, sondern auch Ihre Pflicht, Hilfe anzunehmen.

- Als betreuender und pflegender Angehöriger benötigen Sie selbst auch Hilfe und Unterstützung.
- Gönnen Sie sich Auszeiten. Nur eine entspannte und ausgeruhte Pflege ist eine gute Pflege.
- Informieren Sie sich über Ihre Rechte und (finanzielle) Hilfen.
- Nutzen Sie die Gesprächs- und Beratungsangebote der Pflegestützpunkte sowie von Angehörigen- und Selbsthilfegruppen.

TIPP

Angehörigen- und Selbsthilfegruppen

Besuchen Sie eine Angehörigen- oder Selbsthilfegruppe. Dort finden Sie Menschen, die nachvollziehen können, wovon Sie sprechen, die vergleichbare Erfahrungen bei der Pflege eines Demenzkranken machen wie Sie und die oft wertvolle Tipps geben können. Auch werden Sie in diesen Gruppen darüber beraten, wo und wie Sie die Ihnen zustehenden Gelder beantragen können, was es mit den Pflegestufen auf sich hat oder wie sie an einen Schwerbehindertenausweis für den Betroffenen kommen.

Meist ist es die Tochter oder Ehefrau, die die Hauptlast trägt

Zu 90 Prozent werden Demenzkranke von Angehörigen gepflegt, zu 80 Prozent von Frauen. Ein weithin unterschätztes Problem ist der Umgang der Angehörigen mit sich selbst. Oft vernachlässigen sie zunehmend ihre eigenen Sozialkontakte und leben nur noch für den Demenzkranken, mit dem sie kaum kommunizieren können. Oft sind sie voller Schuldgefühle wegen der immer wieder aufkommenden Aggressionen gegenüber dem Betroffenen. Und schließlich haben sie selbst große Angst, auch in absehbarer Zeit an einer ähnlichen Erkrankung zu leiden.

Viele Pflegende erkranken infolgedessen selbst an einer Depression oder an psychosomatischen Beschwerden wie z.B. chronischen Schmerzen. Oft treten diese Erkrankungen allerdings erst zeitversetzt, nämlich nach dem Ableben des Demenzkranken, auf.

Wer hilft?

Die Angehörigen sollten möglichst gleichzeitig mit dem Betroffenen Hilfe suchen, z.B. in einer Angehörigengruppe, bei einem Nervenarzt, bei einer Demenzberatungsstelle und durch Verteilung der Last auf mehrere Schultern. Verwandte und Freunde sind oft dankbar, wenn sie helfen können, wissen aber nicht wie.

Nutzen Sie Beratungsstellen. Alzheimer-Gesellschaften und Angehörigeninitiativen finden sich inzwischen fast in ganz Deutschland. Hier gibt es Informationen für Betroffene und Angehörige, auch über konkrete Unterstützungsangebote in Wohnortnähe. Die Alzheimer-Gesellschaften und andere Beratungsstellen bieten kostenlose Beratung an, informieren über Hilfsangebote und versenden Informationsmaterialien.

Besuchsdienste – ein Laienhelfer kommt ins Haus. Für kurzzeitigen Betreuungsbedarf stehen Besuchsdienste zur Verfügung, die von Angehörigenberatungsstellen vermittelt werden. Diese Entlastungsangebote werden auch Helferkreise genannt. Im Umgang mit Demenzkranken geschulte Laienhelfer (meist sind es Helferinnen) machen mindestens einmal pro Woche einen Hausbesuch, um die Angehörigen zu entlasten. In dieser Zeit können Sie unbesorgt das Haus verlassen und Erledigungen machen oder eigenen Interessen nachgehen. Besuchsdienste arbeiten zwar ehrenamtlich, bekommen jedoch eine geringe stündliche Aufwandsentschädigung.

Betreuungsgruppen

In Betreuungsgruppen werden Demenzkranke an ein oder zwei Nachmittagen in der Woche in einer kleinen Gruppe für zwei bis drei Stunden betreut und ihren Fähigkeiten entsprechend beschäftigt. Die Gruppe wird von einer Fachkraft geleitet, die von ehrenamtlichen Helfern unterstützt wird.

Ambulante Pflege. Um die häusliche Versorgung aufrechtzuerhalten, kann auch ein ambulanter Pflegedienst hilfreich sein. Der Fachpfleger kann bei der sogenannten Grundpflege eingesetzt werden, d.h., er führt die Körperpflege durch, wäscht oder badet den Betroffenen oder hilft ihm dabei; er füttert ihn oder unterstützt ihn beim Essen oder er ist bei der »Mobilität« – Aufstehen, Gehen etc. – behilflich. Auch ambulante medizinische Fachpflege

TIPP

Schaffen Sie sich einen Helferkreis

Man kann sich auch selbst einen Helferkreis aufbauen in dem Sinne, dass man Familienmitglieder, Verwandte, Freunde, Bekannte und Nachbarn, einfach alle, die gewillt sind mitzuhelfen, einbindet. Entweder übernehmen sie einen Teil der Pflege oder sie entlasten Sie bei Ihren sonstigen Pflichten wie Hausarbeit, Einkaufen, Gartenarbeit usw., eben bei allem, was man delegieren kann.
Sind Sie skeptisch? Es stimmt, zunächst ist es tatsächlich mehr Aufwand, jemanden zu organisieren, der die Wäsche zur Reinigung bringt, als es eben selbst zu machen. Und auch die Absprachen, die Termine und Zuständigkeiten müssen zunächst mal mit allen Helfern geklärt werden. Zu Beginn muss man also viel aufklären, diskutieren und organisieren. Man muss auch ausprobieren, wer sich für welche Aufgaben eignet. Und auch der Demenzkranke hat natürlich ein Wörtchen mitzureden, möglicherweise will er gar nicht mit der Nachbarin spazieren gehen oder mit dem Enkel spielen. Aber wenn sich das Ganze nach einer Weile eingespielt und sich die Spreu vom Weizen getrennt hat, ist es eine echte Entlastung. Nicht jeder, der gern helfen möchte, ist auch dazu geeignet. Einfühlungsvermögen, Geduld und Verlässlichkeit muss er mitbringen, aber alles pflegerische Wissen kann er in speziellen Kursen, die unter anderem von den Pflegekassen angeboten werden, lernen. Für Sie als Hauptpflegekraft ist so ein Pflegekurs selbstverständlich ebenfalls hilfreich.
Sie können sich bei der Planung Ihres Helferkreises von einer Fachkraft einer Angehörigenberatungsstelle unterstützen lassen. Wir empfehlen, den Helferkreis möglichst frühzeitig zu etablieren, auf jeden Fall aber bevor Sie am Ende Ihrer Kräfte sind! Wenn dieser Kreis schon zu Beginn der Demenz steht, kann der Betroffene eventuell noch aktiv an der Gestaltung teilnehmen und er hat auch die Chance, mit den Personen vertraut zu werden. Wir haben ja schon mehrfach darauf hingewiesen, dass Demenzkranke im weiteren Verlauf der Erkrankung sehr verunsichert oder aggressiv auf neue und für sie fremde Personen reagieren können.

ist auf diese Weise möglich, etwa zur Versorgung von Wunden, für das Vorbereiten von Medikamenten oder zur Blutzuckerbestimmung. Einige Pflegedienste bieten auch weitere Leistungen wie Betreuungsdienste an.

Kurzzeitpflege. Wenn Sie selbst krank werden und stationär behandelt werden müssen, eine Kur, Reha oder einfach nur einen Erholungsurlaub benötigen, kann der Demenzkranke kurzfristig stationär in einem Pflegeheim untergebracht werden.

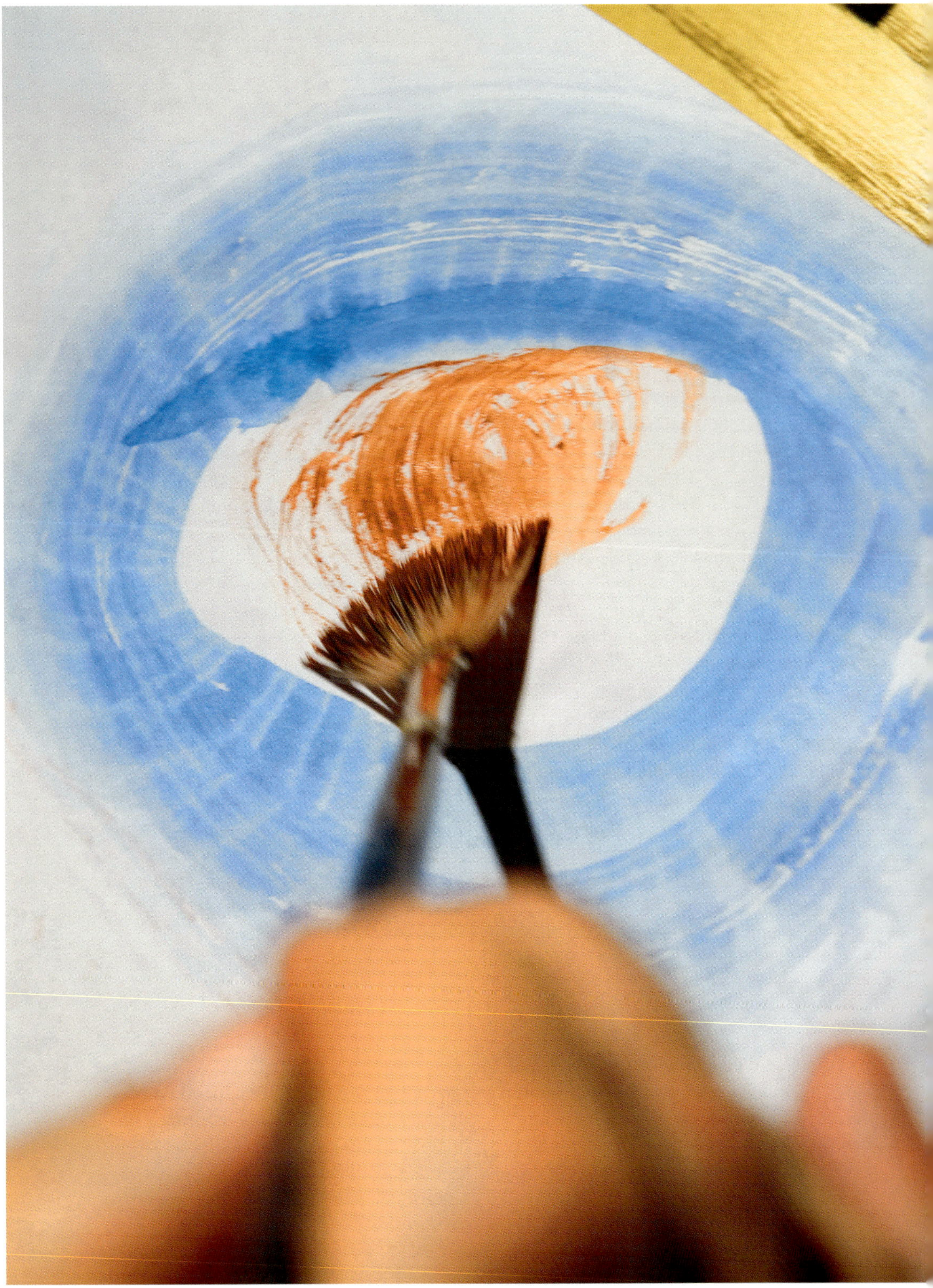

Die Pflegekasse zahlt maximal 1470 Euro pro Jahr für die Kurzzeitpflege. Diese muss nicht am Stück genommen werden, sondern kann über das Jahr aufgeteilt werden.

Betreuter Urlaub. Kurzzeitige Veränderungen der Umgebung und ein Wechsel der Betreuungspersonen können den Betroffenen jedoch sehr verunsichern, sodass gerade bei dem Wunsch nach Erholungsurlaub auch das Angebot des betreuten Urlaubs eine Alternative wäre. Einige regionale Alzheimer-Gesellschaften und inzwischen auch andere Veranstalter bieten gemeinsamen Urlaub für Demenzkranke und ihre Angehörigen an, bei dem es neben gemeinsamen Aktivitäten auch freie Zeiten gibt, in denen sich geschulte Betreuer um den Betroffenen kümmern.

Verhinderungspflege. In diesem Zusammenhang muss man auch die sogenannte Verhinderungspflege nennen, die im Urlaubs- oder Krankheitsfalle in Anspruch genommen werden kann. Diese Leistung der Pflegekasse steht Ihnen als Pflegeperson zusätzlich zur Kurzzeitpflege zu. Auch hier werden Kosten von insgesamt 1470 Euro pro Jahr übernommen. Im Unterschied zur Kurzzeitpflege muss die Verhinderungspflege jedoch nicht stationär erfolgen, sondern kann auch durch ambulante Dienste, die den Kranken zu Hause betreuen, geleistet werden.

Tages- und Nachtpflege. In vielen Städten gibt es teilstationäre Angebote zur Tages- und Nachtpflege. Bei der Tagespflege ist der Betroffene tagsüber in der Einrichtung und wird dort betreut und verpflegt. Je nach Einrichtung sind auch verschiedene therapeutische Maßnahmen möglich. Die Nacht verbringt der Patient im heimischen Bett und wird am nächsten Morgen wieder geholt. Die Tagespflege ermöglicht einem, sich eigene Freiräume zu schaffen bzw. seinem Beruf nachzugehen. Die Nachtpflege funktioniert genau umgekehrt, nachts schläft der Betroffene in der Pflegeeinrichtung und ist tagsüber bei Ihnen zu Hause. Diese Lösung eignet sich natürlich vor allem, wenn die Betreuungsperson oder gar die ganze Familie unter den Schlafstörungen des Betroffenen zu leiden hat.

Wie kann man mit Wut, Ohnmacht und Aggression umgehen?

Die meisten pflegenden Angehörigen berichten, dass bei ihnen auch mal immer wieder Gefühle wie Wut, Ohnmacht, Angst, Frustration und Aggression auftreten. Diese Gefühle sind völlig normal und in Ordnung. Sie erleben, wie ein Mensch, den Sie lieben, sich völlig verändert. Es wäre dagegen unnatürlich, wenn Sie das völlig kaltließe.

Viele Angehörige berichten über ein schlechtes Gewissen, weil ihnen immer mal wieder der Kragen platzt und sie sich mit dem Patienten streiten oder wütend reagieren. »Ich schimpfe mit meiner Mutter und meine doch eigentlich die Krankheit«, sagte Frau K.

Auch das ist normal und verständlich. Ihre Gefühle werden verletzt, auch Sie können nicht ständig ausgeglichen und ruhig sein. Demenzkranke können nicht nur sehr fordernd, sondern auch sehr verletzend und beleidigend sein. Die ständigen Wiederholungen, zweistündiges ununterbrochenes Rufen oder Klopfen, die abrupten Stimmungsschwankungen zerrütten die Nerven.

Für eigenen Ausgleich sorgen

Das hält keiner ununterbrochen aus, ohne gereizt zu reagieren. Es gibt kein Geheimrezept, wie man die als negativ erlebten Gefühle wegzaubern könnte. Und das ist auch weder nötig noch sinnvoll. Wenn Sie spüren, dass Sie gerade einmal wieder an Ihre Grenzen kommen und Wut in Ihnen hochsteigt, sollten Sie möglichst den Raum verlassen, damit sich das Gewitter nicht über dem Demenzkranken entlädt. Wie man dann selbst Wut oder Aggressionen ausagiert, ist individuell unterschiedlich. Wichtig ist, dass Sie diese Gefühle nicht in sich hineinfressen, sondern regelmäßig dafür sorgen, dass Sie Dampf ablassen können, z. B. durch Sport und Bewegung oder auch durch Gespräche. Damit das Gefühlsleben in einem natürlichen Gleichgewicht bleibt, braucht man immer wieder Zeiten, in denen man unbeschwert und fröhlich sein kann, in denen alle Sorgen für einen Weile von einem abfallen. Deshalb brauchen Sie regelmäßig Auszeiten und Unterstützung von anderen Menschen. Wenn das Leben nur noch aus Angst, Frustration und Sorgen besteht, macht einen das auf lange Sicht krank.

Es nicht persönlich nehmen

Eine kleine Hilfe im Umgang mit dem demenzkranken Angehörigen ist, sich immer wieder vor Augen zu führen, dass seine unangemessenen Reaktionen, die Beleidigungen, Verweigerungen und ständigen Wiederholungen weder bewusst noch absichtlich oder gar bösartig geäußert werden. Es sind alles Folgen der Erkrankung. Manchmal hilft das, um es nicht ganz so persönlich zu nehmen.

Störendes ausblenden

Ein weiterer Tipp wäre, Strategien zu entwickeln, manche Verhaltensweisen möglichst zu ignorieren oder aus der eigenen Wahrnehmung auszublenden. Diese Ausblendtechniken benutzen wir ständig, ohne uns dessen bewusst zu sein. Wenn beispielsweise die Wasch- oder Spülmaschine läuft, kann das – zumindest bei älteren Geräten – ziemlich laut sein, dennoch stört es einen meistens nicht, weil man es aus der Wahrnehmung ausblendet. Ein anderes Beispiel ist Verkehrslärm. Wenn man an einer viel befahrenen Straße wohnt, nimmt man die Verkehrsgeräusche gar nicht mehr bewusst wahr, andere Menschen, die nur mal zu Besuch kommen, stört der Lärm dagegen sehr. Damit man Geräusche ausblenden kann, muss man sie als »nicht relevant« für einen persönlich bewerten. D.h., alle Geräusche, die der Demenzkranke macht, während er sich eigentlich ganz zufrieden mit etwas beschäftigt, kann man am leichtesten ausblenden.

Je mehr man die vielen störenden und zu Anfang auch sehr nervenden Verhaltensweisen des Betroffenen als nicht änderbare Gegebenheiten ansieht, desto weniger stören sie einen.

Wenn die Pflege zu Hause nicht mehr möglich ist

Es kann der Punkt kommen, an dem Sie feststellen, dass die Pflege Ihres Angehörigen zu Hause einfach nicht mehr zu leisten ist. Möglicherweise spüren Sie nur noch Aggressionen oder Widerwillen gegen ihn, was ein Zeichen völliger Überforderung ist. Oder die Krankheit ist so weit fortgeschritten, dass nun »rund um die Uhr« medizinische Hilfe bereitstehen muss. Es gibt viele gute Gründe für die Pflege zu Hause und es gibt auch viele gute Gründe für die Pflege in einem demenzgerechten Heim. Es ist auf jeden Fall eine schwierige Entscheidung. Letztendlich können immer nur Sie und Ihre Familie entscheiden, wo der Betroffene lebt, wenn er sich selbst dazu nicht mehr äußern kann. Vielleicht kommen Sie ihm wieder näher, wenn Sie sich nicht mehr Tag und Nacht sorgen und grämen?

» Die Heimunterbringung war die richtige Entscheidung.«

Die Juristin Frau L. war 38 Jahre alt, als ihre Mutter an Alzheimer erkrankte. Diese wohnte eine halbe Stunde Fahrzeit von ihr entfernt. »Ich bin also jeden Tag nach der Arbeit die 30 Kilometer zu meiner Mutter gefahren, habe für sie eingekauft, gekocht und nach dem Rechten gesehen. Meiner Mutter ging es damals sehr schlecht, sie bemerkte die Veränderungen ja noch genau und war darüber verständlicherweise sehr unglücklich«. Die Dreifachbelastung von Arbeit, eigenem und fremden Haushalt brachte Frau L. an den Rand ihrer Kräfte. »Ich war oft bis weit in die Nacht bei meiner Mutter, weil sie nicht allein sein konnte. Meine Arbeit begann darunter zu leiden; ich war unvorbereitet, da ich kaum noch Zeit für das Aktenstudium hatte. Privatleben fand kaum noch statt, sodass es auch zu Spannungen mit meinem Lebensgefährten kam«. Immer widerwilliger fuhr sie zu ihrer Mutter, es kam ständig zu Streit. Eines Tages wurde sie dann von der Polizei aus einer Verhandlung gerufen, da ihre Mutter halbnackt durch die Ge-

gend geirrt war. »Da wurde mir endgültig klar, dass ich dies nicht leisten kann«. Ihre Mutter kam daraufhin in ein Altenheim, das auf Demenzen spezialisiert ist. »Heute besuche ich meine Mutter dreimal in der Woche. Ich bin ausgeruht, kann mich ihr voll und ganz widmen. Ich weiß, dass sie in guten Händen ist und eine optimale Betreuung erhält. Auch wenn sie mittlerweile nicht mehr weiß, wer ich bin, freut sie sich immer, mich zu sehen – und ich freue mich, sie zu sehen. Es war die richtige Entscheidung.«

Hilfreich wäre es, diese Punkte bereits zu Beginn der Erkrankung mit dem Betroffenen selbst zu besprechen. Es ist z.B. eine große Entlastung, wenn man weiß, dass er mit einer Heimunterbringung einverstanden ist oder sie selbst ab einem gewissen Stadium gern möchte. Schauen Sie sich auch rechtzeitig nach einem passenden Pflegeheim um, das eine gute Betreuung und Pflege Demenzkranker leistet. Rechnen Sie damit, dass Wartezeiten entstehen können. Hierzu können auch Pflegeberatungsstellen wertvolle Hinweise geben.

Welche Unterstützung bietet die Pflegeversicherung?

Demenzkranke, die für die Verrichtungen des täglichen Lebens dauerhaft auf Hilfe und Betreuung für mindestens 90 Minuten täglich angewiesen sind, haben Anspruch auf Leistungen der Pflegeversicherung. Pflegebedürftigkeit ist auch dann gegeben, wenn der Pflegebedürftige die Verrichtungen zwar motorisch ausüben, jedoch deren Notwendigkeit nicht erkennen oder nicht in sinnvolles zweckgerichtetes Handeln umsetzen kann. Die Geld- oder Sachleistung (Pflegeeinsätze durch professionelle Pflegekräfte) richtet sich nach der Einstufung in eine von drei Pflegestufen. Seit 2008 bis zum Jahr 2012 erfolgt eine schrittweise Anhebung der finanziellen Unterstützung.

WISSEN

Leitfaden zur Pflegeversicherung

Ausführliche Informationen dazu bietet beispielsweise der »Leitfaden zur Pflegeversicherung« der Deutschen Alzheimer Gesellschaft (184 Seiten, enthält eine Vorlage für ein Pflegetagebuch, 4,50 Euro), die Ihnen auch entsprechende Beratungsstellen in Ihrer Nähe nennen kann.

Eingruppierung in eine Pflegestufe

Die Eingruppierung in eine Pflegestufe nimmt der Medizinische Dienst der Krankenkassen (MDK) vor. Dazu müssen Sie

Eingruppierung in Pflegestufen und finanzielle Unterstützung durch die Pflegeversicherung.

Pflege-stufe	Zeitbedarf für die notwendige Hilfe	Pflegegeld für Angehörige/Monat	ambulanter Dienst oder Tagespflege/Monat	stationäres Pflegeheim/Monat
1	Zeitbedarf insgesamt 90 Minuten, davon mindestens 45 Minuten für Körperpflege, Ernährung oder Mobilität	215 Euro[a] 225 Euro[b] 235 Euro[c]	420 Euro[a] 440 Euro[b] 450 Euro[c]	1023 Euro
2	Zeitbedarf insgesamt 3 Stunden (mindestens dreimal täglich zu verschiedenen Tageszeiten), davon mindestens 2 Stunden für Körperpflege, Ernährung oder Mobilität	420 Euro[a] 430 Euro[b] 440 Euro[c]	980 Euro[a] 1040 Euro[b] 1100 Euro[c]	1279 Euro
3	Zeitbedarf insgesamt 5 Stunden (rund um die Uhr), davon mindestens 4 Stunden für Körperpflege, Ernährung oder Mobilität	675 Euro[a] 685 Euro[b] 700 Euro[c]	1470 Euro[a] 1510 Euro[b] 1550 Euro[c]	1470 Euro[a] 1510 Euro[b] 1550 Euro[c]

[a] seit 2008, [b] ab 2010, [c] ab 2012

zunächst einen Antrag bei der Pflegekasse stellen, diese beauftragt dann den MDK, der dann einen Hausbesuch bei Ihnen macht (wird vorher schriftlich ankündigt). Bei dieser Prozedur sollten Sie sich von einer Beratungsstelle unterstützen lassen, die Ihnen auf Wunsch auch einen Mitarbeiter für den Termin mit dem MDK zur Seite stellt.

Denn gerade bei Demenzkranken ist die richtige Einstufung nicht leicht. Sie müssen damit rechnen, dass sich Ihr Angehöriger beim Besuch des MDK von seiner besten Seite zeigt, um sich keine Blöße zu geben, und auch bei einer Befragung keinerlei Hilfsbedarf zugibt. Daher ist es umso wichtiger, dass Sie den tatsächlichen Pflegeaufwand gut dokumentieren und sich dabei von der Fachkraft unterstützen lassen. Bei dem Gespräch über den tatsächlichen Betreuungsaufwand sollte der Demenzkranke möglichst nicht anwesend sein, Ihre Schilderungen seiner Defizite würden ihn nur kränken und verärgern.

Pflegestufe 0. Besteht erheblicher Hilfsbedarf, der jedoch nicht die Pflegestufe 1 rechtfertigt, wird der Betroffene in Pflegestufe 0 eingruppiert. Bei nachgewiesener finanzieller Bedürftigkeit leistet dann das Sozialamt auf Antrag sogenannte Hilfe zur Pflege (siehe S. 153).

wichtig

Hat man Anspruch auf »Hilfe zur Pflege«, übernimmt das Sozialamt die vollen Kosten für die ambulante oder stationäre Pflege.

TIPP

»Pflegezeit« nehmen

Wenn Ihr Angehöriger mindestens in Pflegestufe 1 eingestuft wurde und Sie ihn zu Hause pflegen, dürfen Sie sich eine bis zu sechs Monate lange »Pflegezeit» nehmen. In dieser Zeit sind Sie von der Arbeit freigestellt. Sie erhalten in dieser Zeit keinen Lohn, können aber bei der Pflegekasse zumindest die Erstattung der Beträge zur Kranken-, Arbeitslosen- und Rentenversicherung beantragen.

Weitere Leistungen

- Zusätzlich zu den in der vorherigen Tabelle genannten Summen haben Demenzkranke Anspruch auf einen zusätzlichen Betreuungsbetrag von 100 Euro bzw. 200 Euro pro Monat, der die Pflegeperson entlasten soll und für Leistungen zur Kurzzeitpflege, von Helferkreisen oder Betreuungsgruppen etc. genutzt werden kann.
- Auch die pflegebedingte Anpassung der Wohnräume wird finanziell mit bis zu 2557 Euro bezuschusst. Allerdings muss man auf jeden Fall einen Anteil der Umbaumaßnahmen selbst bezahlen.
- Die Kosten für benötigte Hilfsmittel werden bis zu 31 Euro pro Monat erstattet.
- Ihnen stehen kostenlose Pflegeberatungsbesuche zu.
- Und wie schon erwähnt, stehen Ihnen auch für die Kurzzeit- und die Verhinderungspflege (siehe S. 145 und 147) jeweils 1470 Euro pro Jahr zu.

Es lohnt sich also in jedem Falle, sich ausführlich zu informieren, um die meist dringend benötigte finanzielle Unterstützung zu erhalten.

Weitere Finanz- und Versicherungsfragen

Die beschriebenen Leistungen der Pflegeversicherung werden einkommens- und vermögensunabhängig gezahlt. Allerdings sind sie so gering, dass sie die tatsächlichen Kosten nicht decken werden. Daher geben wir hier einen Überblick, über welche anderen finanziellen Hilfen Sie sich im Bedarfsfalle informieren sollten.

Wer erhält »Hilfe zur Pflege« durch das Sozialamt?

Wenn das eigene Einkommen, das eigene Vermögen und die Leistungen der Pflegeversicherung nicht ausreichen, um den Pflegebedarf abzudecken, hat man Anspruch auf Hilfe zur Pflege durch das Sozialamt. Dieses springt allerdings erst ein, wenn die eigenen Ersparnisse tatsächlich fast verbraucht sind. Wenn man bedürftig ist, hat man z.B. Anspruch auf Übernahme der Kosten für die ambulante Pflege, für eine Haushaltshilfe, für Tagespflege, Kurzzeitpflegeeinrichtungen oder das stationäre Pflegeheim. Die Hilfe zur Pflege muss beim Sozialamt beantragt werden. Dabei müssen Einkommens- und Vermögensverhältnisse offengelegt werden. Auch das Einkommen der unterhaltspflichtigen Kinder muss offengelegt werden, wobei diese nur einen relativ geringen Anteil ihres Einkommens als Zuzahlung leisten müssen.

Pflegestufe 0. Hat der MDK die Einstufung im Rahmen der Pflegeversicherung abgelehnt, kann dennoch bereits ein erheblicher Hilfsbedarf bestehen. Man nennt die Eingruppierung auch Pflegestufe 0. Auch hier bietet das Sozialamt für Demenzkranke ohne ausreichende Geldmittel mit der Hilfe zur Pflege die nötige Unterstützung.

Grundsicherung. Auch die Grundsicherung erhält man nicht automatisch, sondern sie muss, wie alle Leistungen vom Sozialamt, beantragt werden. Anspruchsberechtigt sind alle Menschen über 65 Jahre, deren Einkommen und Vermögen nicht ausreichen, um ihren Lebensunterhalt zu bestreiten.

Wann kommt die Krankenkasse für Pflegekosten auf?

Die Krankenkasse ist in erster Linie für alle medizinisch notwendigen Diagnose- und Behandlungskosten zuständig. Bei den gesetzlichen Krankenkassen gelten für die meisten Leistungen Zuzahlungsregelungen (10 Euro Praxisgebühr pro Quartal, Zuzahlungen bei Arzneimitteln, Heilmitteln und Hilfsmitteln). Eine häusliche Krankenpflege wird von den gesetzlichen Krankenkassen dann übernommen, wenn sich dadurch ein Krankenhausaufenthalt vermeiden oder verkürzen lässt. Diese Leistung ist für maximal vier Wochen im Jahr möglich, zehn Prozent der Kosten muss man selbst tragen.

Was bringt ein Schwerbehindertenausweis?

Die Alzheimer-Demenz wird ab einem gewissen Schweregrad als Schwerbehinderung anerkannt. Ein Schwerbehindertenausweis muss beim Versorgungsamt beantragt werden. Auf dem Ausweis werden der Grad und die Merkmale (Merkzeichen) der Behinderung aufgeführt. Das Merkzeichen H steht für Hilflosigkeit, G für Gehbehinderung (beim Demenzkranken durch die örtliche Desorientierung gegeben), B für die erforderliche Begleitung und RF für die Befreiung von der Rundfunkgebührenpflicht.

WISSEN

Kfz-Haftpflichtversicherung

Alzheimer-Patienten sind mit zunehmender Erkrankungsschwere den Anforderungen des Straßenverkehrs nicht mehr gewachsen und stellen damit eine potenzielle Unfallgefahr für sich und für Dritte dar. Kommt es zu einem selbst verschuldeten Verkehrsunfall, kann das Versicherungsunternehmen von dem demenzkranken Unfallverursacher die volle Schadenssumme zurückfordern.

Private Haftpflichtversicherung

Bei Neuabschluss einer Haftpflichtversicherung nach Bekanntwerden der Erkrankung ist der Versicherer ausdrücklich über die bestehende Demenzerkrankung zu informieren. Möglicherweise lehnt er den Versicherungsvertrag dann ab oder verlangt eine höhere Prämie.
Bestand die Versicherung bereits vor der Erkrankung, muss der Versicherer über diese sogenannte »nachträgliche Gefahrenerhöhung« informiert werden. Die Versicherungsgesellschaft kann den Vertrag dann kündigen oder eine höhere Prämie verlangen. Wird der Versicherer nicht informiert, ist er im Schadensfall nicht zur Leistung verpflichtet. Sprechen Sie deshalb mit den Versicherungsunternehmen Ihres Angehörigen.

wichtig

Ein Schwerbehindertenausweis berechtigt zu einigen finanziellen Erleichterungen.

Der Schwerbehindertenausweis berechtigt zu einigen finanziellen Erleichterungen. Zum Beispiel sind Fahrten mit öffentlichen Verkehrsmitteln für den Betroffenen und die erforderliche Begleitperson kostenlos oder ermäßigt. Bei der Einkommenssteuererklärung können z. B. die Kosten für eine Haushaltshilfe geltend gemacht werden.

Pflegeberatung und -stützpunkte

Im Juli 2008 wurde durch das Pflege-Weiterentwicklungsgesetz die »Pflegeberatung» eingeführt. Patienten und ihre Angehörigen können sich seitdem kostenlos und individuell beraten und bei der Inanspruchnahme von Angeboten begleiten lassen. Eine Pflegeberatung wird von Mitarbeitern der Pflegeversicherung durchgeführt. Alternativ stehen sogenannte Pflegestützpunkte zur Verfügung, wenn sich das jeweilige Bundesland für ihren Aufbau entschieden hat.

Pflegestützpunkte sind regionale Anlaufstellen, die konkrete Informationen zu wohnortnah verfügbaren pflegerischen, sozialen und medizinischen Leistungen bieten. Pflegestützpunkte sollen eine erste, neutrale Anlaufstelle für Information und Beratung sein, und sie sollen den organisatorischen Aufwand bei der Beantragung von Leistungen reduzieren. Nicht nur Personen, denen bereits eine Pflegestufe zugeordnet ist, können sich beraten lassen. Auch vorpflegerische Maßnahmen, wie beispielsweise Unterstützung im Haushalt und Wohnbereich, sind Teil der Beratung. Bei einem Pflegestützpunkt bekommt der Hilfesuchende Auskunft zu so unterschiedlichen Themen wie z. B. Pflegedienste, Tagespflege, Kurzzeitpflege, Heime, Wohngemeinschaften, ehrenamtliche Dienste, Laienhelfer, Mahlzeitendienste, haushaltsnahe Dienstleistungen, Selbsthilfegruppen, Palliativdienste, Hospize, Sanitätshäuser, MDK, Leistungen der Pflegekassen und Krankenkassen. Durch die Auskünfte bei einer ortsnahen zentralen Anlaufstelle soll vermieden werden, dass Betroffene »von Pontius nach Pilatus« laufen müssen, bis endlich alle Fragen der Betreuung und Pflege geregelt sind. Welchen Pflegestützpunkt Sie in Anspruch nehmen, steht Ihnen frei. Es gibt keine Vorschriften und keinen Zwang, den nächstgelegenen Pflegestützpunkt aufzusuchen. Es ist ebenso möglich, sich auf Wunsch von einem Pflegeberater daheim beraten zu lassen.

WISSEN

Was sind Pflegestützpunkte?

In regionalen Pflegestützpunkten bekommen Patienten oder Angehörige kostenlos:

- Auskunft und Beratung zu sämtlichen pflegerischen Belangen
- unabhängige Informationen über die Angebote von Verbänden, Kassen und Kommunen
- eine koordinierte Übersicht aller regionalen Versorgungs-, Betreuungs- und Unterstützungsangebote
- einen individuellen Versorgungsplan
- Hilfestellung bei der Inanspruchnahme dieser Angebote und Leistungen

Rechtliche Vorsorge treffen

Es ist sinnvoll, sich noch im frühen Stadium der Erkrankung gemeinsam Gedanken zu machen, wie der Demenzkranke ungewollter Fremdbestimmung für die Zeit vorbeugen will, in der er seinen Willen nicht mehr selbst kundtun kann. Dazu gibt es verschiedene rechtliche Möglichkeiten. Lassen Sie sich auch bei diesen rechtlichen Angelegenheiten von einer Beratungsstelle unterstützen.

Vorsorgevollmacht

Die Vorsorgevollmacht bevollmächtigt eine bestimmte Person (oder auch mehrere bestimmte Personen), für den Betroffenen zu handeln, wenn er selbst dazu nicht mehr in der Lage ist. Den Zeitpunkt, zu dem die Vollmacht in Kraft tritt, kann man selbst festlegen. Als Voraussetzung für die Erstellung der Vollmacht gilt die Geschäftsfähigkeit des Betroffenen. Solange er geschäftsfähig bleibt, kann er sie auch jederzeit widerrufen, bei Geschäftsunfähigkeit nicht mehr. Bei einer Generalvollmacht gilt die Bevollmächtigung für alle regelungsbedürftigen Angelegenheiten. Alternativ dazu kann man die Bereiche, die abgedeckt werden sollen, aber auch explizit aufführen, z. B. Kontoverfügungen, Vertragsabschlüsse oder gesundheitsbezogene Entscheidungen. Durch eine Vorsorgevollmacht wird ein gerichtliches Betreuungsverfahren entbehrlich. Dies gilt aber nur für die Bereiche, die durch die Vollmacht ausdrücklich abgedeckt sind. Grundsätzlich gilt aber die Einschränkung, dass ein risikoreicher medizinischer Eingriff oder die Unterbringung in einer geschlossenen Einrichtung nicht allein durch die bevollmächtigte Person entschieden werden darf, sondern durch ein Vormundschaftsgericht genehmigt werden muss.

> TIPP
>
> **Vorab informieren**
>
> Diese Vorausverfügungen korrekt und eindeutig zu formulieren, ist nicht ganz einfach. Deshalb ist zu empfehlen, dass Sie sich vorher informieren oder beraten lassen. Ausführlichere Darstellungen finden Sie in der von der Deutschen Alzheimer Gesellschaft herausgegebenen Broschüre »Ratgeber in rechtlichen und finanziellen Fragen« (160 Seiten, 4,50 Euro). Hilfreich sind außerdem die Broschüren »Betreuungsrecht« und »Patientenverfügung« des Bundesjustizministeriums (siehe Service, S. 162).

Betreuungsverfügung

Wenn ein Mensch aufgrund einer Erkrankung nicht mehr in der Lage ist, seine Angelegenheiten, z. B. Geldgeschäfte, zu regeln, bestellt das Vormundschaftsgericht einen Betreuer. (Die Entmündigung einer Person ist nicht mehr möglich.) Der Betreuer ist der gesetzliche Vertreter des Kranken. Besteht eine Vorsorgevollmacht, wird keine Betreuung eingerichtet. Bei der Wahl eines Betreuers berücksichtigt das Gericht in erster Linie Verwandte und Bekannte des Kranken. Findet sich hier niemand, wird ein Berufsbetreuer eingesetzt.

Für den Betreuungsfall kann man in einer Betreuungsverfügung Wünsche für die spätere Lebensgestaltung festhalten. Es kann z. B. bestimmt werden, wer die gesetzliche Betreuung übernehmen soll. Es kann auch festgehalten werden, wen man nicht als Betreuer haben möchte. Es können Wünsche festgelegt werden, die vom Betreuer respektiert werden sollen. Man kann entscheiden, ob ein Umzug ins Pflegeheim stattfinden soll oder nicht und welches Pflegeheim gewählt werden soll. Auch Wünsche zur Vermögensverwaltung, zur ärztlichen Behandlung usw. können niedergelegt werden. Die schriftlich abgefasste Verfügung sollte eine Person des Vertrauens erhalten, die diese im Betreuungsfall dem Gericht übergibt.

Ein wichtiger Unterschied, den es zu bedenken gilt, ist, dass ein Betreuer vom Gericht kontrolliert wird und aufgrund bürokratischer Hürden eventuell nicht so schnell handeln kann, wie es sinnvoll wäre. Eine bevollmächtigte Person dagegen kann freier handeln, diese Freiheit jedoch im ungünstigen Falle zum Nachteil des Demenzkranken missbrauchen. Die Erteilung einer Vollmacht setzt daher unbedingtes Vertrauen voraus.

Patientenverfügung

Medizinische Untersuchungen und Behandlungen bedürfen der Einwilligung des Patienten. Eine Patientenverfügung regelt Situationen der Unfähigkeit zur selbstbestimmten Entscheidung oder Willensbildung, die z. B. bei fortgeschrittener Demenz auftreten kann. In der Patientenverfügung kann man im Vorhinein festlegen, ob alles medizinisch Mögliche getan werden soll, wenn man sich in einem lebensbedrohlichen Zustand befindet, oder ob man mit künstlicher Ernährung, also z. B. mit der Ernährung über eine Magensonde, einverstanden ist. Patientenverfügungen müssen so formuliert sein, dass sie auf eine zukünftige Situation zutreffen. Man sollte sich also vorher bei einem Arzt erkundigen, welche Maßnahmen heute zur Verfügung stehen, und dann beschreiben, wann was getan oder unterlassen werden soll. Gibt es keine Patientenverfügung, muss der Arzt anhand der Aussagen der Angehörigen nach dem mutmaßlichen Willen des Patienten entscheiden.

WISSEN

Ein Testament verfassen

In einem Testament wird bestimmt, wie nach dem Tode Geldvermögen und sonstiges Eigentum auf die Erben verteilt wird. Es muss mit Datum versehen und eigenhändig unterschrieben werden. Wenn das Testament bei einem Notar errichtet wird, kann es später nicht angefochten werden.

Und wo bleiben Sie?!

Die Pflege eines demenzkranken Menschen hat sicherlich schöne Seiten und nach wie vor auch glückliche Momente, denn es ist ja meist ein geliebter Mensch, für den man gern alles tun möchte oder meint, alles tun zu müssen. Aber hier liegt auch die Gefahr; da die Erkrankung aus Ihrem Angehörigen einen sehr hilfsbedürftigen und unselbstständigen Menschen gemacht hat, bräuchte er eigentlich ständig jemanden, der für ihn da ist. Und dieser Jemand sind vermutlich Sie. Und es kann passieren, dass sich alle Ihre Gedanken und Ihr gesamtes Leben nur noch um die Pflege dieses Demenzkranken drehen und dabei Ihre gesamte Kraft aufgebraucht wird. Das ist nicht gut! Weder für Sie noch für den Betroffenen.

Sie können am besten für den Demenzkranken da sein, wenn Sie ihm – zumindest einigermaßen – ausgeruht und zufrieden gegenübertreten und Sie sich auch körperlich wohlfühlen. Daher lautet die erste Maxime:

Nehmen Sie regelmäßig Auszeiten

Reservieren Sie sich im zwangsläufig durchstrukturierten Tages- und Wochenablauf regelmäßig Zeit für sich selbst. Während dieser Zeit muss jemand anders die Verantwortung und Pflege übernehmen. Entweder andere Familienmitglieder, Freunde, Nachbarn oder professionelle Helfer. Sie haben dann frei und können tun und lassen, was Sie möchten. Sie brauchen kein schlechtes Gewissen zu haben, dass Sie so »egoistisch« sind. Letztlich kommen diese Auszeiten auch wieder dem Kranken zugute, denn nur so können Sie selbst langfristig gesund bleiben.

Denn ständige Überforderung macht krank. Die Anforderungen an die Pflegeperson sind sehr hoch: Wir haben ja bisher beschrieben, was man alles tun und lassen sollte, um den Demenzkranken optimal zu betreuen. Dabei verrichtet man nicht nur körperliche, sondern vor allem auch schwere »psychische Arbeit«, das beständige Einfühlen in die Welt des anderen, das Zurücknehmen der eigenen Gefühle und Bedürfnisse, das »Schlucken« der Kränkungen, die häufigen Ängste und Sorgen und nicht zuletzt die unvermeidliche Trauer schon zu Lebzeiten. Das laugt aus.

Austausch in einer Gruppe

Der regelmäßige Besuch einer Selbsthilfegruppe für pflegende Angehörige eines Demenzkranken bietet Unterstützung auf verschiedenen Ebenen. Zunächst erhalten Sie hier Sachinformationen über alle Belange der Pflege, Tipps und Ansprechpartner für spezielle Fragestellungen und Probleme. Aber der Austausch mit anderen pflegenden Angehörigen bietet noch viel mehr.

Sie können sich aussprechen, Erfahrungen austauschen; Sie spüren die Unterstützung der anderen Menschen und einer Gemeinschaft. Denn hier sind endlich Menschen, die verstehen, wovon Sie reden, die Ähnliches oder genau das Gleiche durchmachen wie Sie. Hier müssen Sie sich nicht erklären oder rechtfertigen. Und die anderen können auch als »Spiegel« dienen. Möglicherweise wird Ihnen bei der Schilderung eines anderen klar, dass Sie es genauso machen, es aber eigentlich gar nicht hilfreich finden, oder Sie erhalten eine wertvolle Rückmeldung der anderen, wenn Sie ein Problem schildern, mit dem Sie sich gerade plagen. Sie kämpfen nun nicht mehr allein, sondern haben Verbündete, die Ihnen Mut machen. Auch wenn Sie bisher noch nie in einer Selbsthilfegruppe waren und dem Ganzen eher kritisch gegenüberstehen, sollten Sie diese Ressource nicht ungenutzt lassen.

Warnzeichen für Überforderung

Typische Überforderungssymptome sind beispielsweise anhaltende Ängstlichkeit bis hin zu Panikattacken, Erschöpfungsgefühle, Nervosität und Unruhe, Selbstzweifel, Konzentrationsschwäche, depressive Verstimmungen, Antriebslosigkeit, Unzufriedenheit, Schlafstörungen, beständige aggressive Gefühle gegenüber dem Demenzkranken. Körperliche Symptome sind: Rückenschmerzen, Verspannungen, Kopfschmerzen, Migräne, anhaltende Magen- und Darmprobleme, kreislaufbedingte Schwächeanfälle usw. Anderen Menschen gegenüber reagiert man oft gereizt oder aggressiv, man will eigentlich nur noch seine Ruhe haben und nichts mehr hören und sehen, andere Beziehungen oder Freundschaften treten völlig in den Hintergrund. Diese Erscheinungen treten meist nicht plötzlich auf, sondern schleichen sich langsam ein. Wenn Sie nicht gegensteuern, wird Ihr »Akku« immer leerer und steht irgendwann auf null. – Burn-out heißt dieser Zustand treffend, man ist völlig ausgebrannt.

So laden Sie Ihren Akku wieder auf

In Ihrer wertvollen freien Zeit sollte es möglich sein, einfach nichts tun, alles runterfahren, die Seele baumeln lassen. Und wenn Sie ein paar Tage frei haben, schlafen Sie sich vermutlich erstmal richtig aus. Aber die Zeit sollte auch genutzt werden, um Ihre Bedürfnisse, die während der Pflege hintanstehen, wahrzunehmen und zu befriedigen.

Soziale Kontakte pflegen. Sich mit einer lieben Freundin treffen, die man viel zu lange nicht mehr gesehen hat. Über Gott und die Welt reden. Gemeinsam lachen und einfach mal unbeschwert und fröhlich sein. Oder auch sich die ganze Last von der Seele reden, am besten mit jemandem, der sich mit der Erkrankung gut auskennt und Ihre Leistung würdigen und anerkennen kann.

Sich bewegen, frische Luft tanken. Bewegung tut nicht nur dem Körper gut, sondern hilft Ihnen dabei, für eine Weile abzuschalten. Ob Sie wandern, schwimmen, Tennis spielen, Rad fahren oder irgendeinen anderen Sport betreiben, ist völlig gleichgültig. Hauptsache, Sie bringen Ihren Kreislauf in Schwung, können tief durchatmen und kommen auf andere Gedanken. Idealerweise sollten Sie sich regelmäßig bewegen.

Erlernen Sie Entspannungsübungen. Genauso wichtig wie körperliche Aktivität ist Entspannung. Vermutlich werden Sie erst richtig spüren, unter welcher Anspannung Sie den ganzen Tag stehen, wenn Sie einmal Zeit haben, zur Ruhe zu kommen. Regelmäßige Entspannungsübungen sind daher sehr zu empfehlen. Dafür eignen sich beispielsweise autogenes Training oder progressive Muskelrelaxation, Yoga oder andere meditative Verfahren. Probieren Sie aus, welche Entspannungsmethode Ihnen liegt. Dazu gibt es Bücher, CDs, Kurse an Volkshochschulen, Sportvereine, Fitnessstudios usw. Die Wirkung ist am besten, wenn Sie »Ihre Entspannungsübungen« regelmäßig machen. Teilweise gibt es auch Verfahren, bei denen nur 10 Minuten ausreichen, um schon einen Effekt zu erzielen und wieder zur Ruhe zu kommen.

Wie bekommt man ausreichend Schlaf?

Aufgrund der Schlafstörungen des Demenzkranken wird häufig auch Ihr Nachtschlaf, den Sie jedoch dringend zur Regeneration benötigen, massiv gestört. Was also könnten Sie tun, um möglichst erholsam zu schlafen?

- Falls Sie Ihren demenzkranken Ehepartner pflegen, sollten getrennte Schlafzimmer in Erwägung gezogen werden.
- Die Wohnung oder das Haus sollte demenzgerecht gestaltet sein. Also so, dass der Betroffene nachts gefahrlos umherwandern kann, wenn er aufwacht und unruhig ist. Die Haustür und Balkon- oder Terrassentür müssen verschlossen sein.
- Flur und Toilette müssen so beleuchtet und beschildert sein, dass er sie auch nachts allein findet.
- Wie man die krankheitsbedingten Schlafstörungen des Demenzkranken zumindest mildern kann, wurde auf S. 102 beschrieben. Dazu gehört auch ausreichend Bewegung am Tag. Diese körperlichen Aktivitäten am Tag machen nicht nur den Betroffenen müde, sondern helfen auch Ihnen beim Schlafen.
- Wenn der Demenzkranke ganz ruhig im Bett liegt und schläft und Sie dennoch nicht schlafen können, sondern sich hin und her wälzen und nicht zur Ruhe kommen, steckt vermutlich Ihre seelische Anspannung dahinter. Nehmen Sie eigene, anhaltende Schlafprobleme unbedingt als Warnsignal für Überforderung und Überlastung ernst.

Service

Adressen und Internetseiten

Deutsche Alzheimer Gesellschaft e. V.
Selbsthilfe Demenz
Friedrichstraße 236
10969 Berlin
Tel.: 0 30/2 59 37 95 – 0
Alzheimertelefon:
0 18 03/17 10 17
(9 Cent pro Minute aus dem deutschen Festnetz)

Das Internetangebot der Deutschen Alzheimer Gesellschaft e. V. umfasst u. a. Informationen zur Alzheimer-Krankheit und anderen demenziellen Erkrankungen, zum Umgang mit den Erkrankten sowie rechtlichen und finanziellen Fragen. Adressen regionaler Alzheimer-Gesellschaften und -Selbsthilfegruppen, Beratungsstellen und Gedächtnissprechstunden sind nach Postleitzahlen sortiert. Außerdem gibt es Informationen zu bundesweiten Terminen sowie verschiedene Möglichkeiten der Onlineberatung für Alzheimer-Kranke und pflegende Angehörige (Foren, E-Mail und Chat-Beratung). Infoblätter zum Herunterladen sowie eine Möglichkeit zum Bestellen von Broschüren sind ebenfalls vorhanden.
www.deutsche-alzheimer.de

Bundesarbeitsgemeinschaft für Alten- und Angehörigenberatungsstellen BAGA e. V.
Ludwigstraße 54
64646 Heppenheim
www.baga.de

Kompetenznetz Degenerative Demenzen (KNDD)
Klinik für Psychiatrie und Psychotherapie
Universität Bonn
Sigmund-Freud-Str. 25
53105 Bonn
Tel.: 02 28/28 71 57 22
info@knd-demenzen.de
www.knd-demenzen.de
(s. S. 163)

Kuratorium Deutsche Altershilfe (KDA)
An der Pauluskirche 3
50677 Köln
Tel.: 02 21/9 31 84 70
www.kda.de

Kostenfreie Broschüren der **Alzheimer Forschung Initiative e. V.** erhalten Sie unter:
Alzheimer Forschung Initiative e. V.
Kreuzstr. 34
40210 Düsseldorf
Bestellung via Internet unter:
www.alzheimer-forschung.de

Nationale Kontakt- und Informationsstelle zur Anregung und Unterstützung von Selbsthilfegruppen (NAKOS)
Wilmersdorfer Straße 39
10627 Berlin
Tel.: 0 30/31 01 89 60
www.nakos.de

Kostenlose Beratung zur altengerechten Wohnraumgestaltung bieten die örtlichen Sozialstationen oder Seniorenberatungsstellen der Städte und Kommunen.

Die Initiative **»Altern in Würde«** ist eine Sektion des Deutschen Grünen Kreuzes e. V. Die Internetseiten bieten ausführliche Informationen zu Demenzen, einen Expertenrat und ein Forum.
www.altern-in-wuerde.de

Die Internetseite der **Alzheimer Angehörigen-Initiative e. V.** bietet umfassende Informationen für Angehörige, professionell Pflegende und medizinische Fachkreise über Demenz-Erkrankungen, Forschung, Diagnostik und Therapie. Listet die Gedächtnisambulanzen, Gedächtnissprechstunden und Memory-Kliniken in Deutschland, Österreich und der Schweiz sowie die nach Postleitzahlen sortierten deutschsprachigen Alzheimer-Gesellschaften auf. Viele weiterführende Links, Expertenforum und Mitglieder-Chat.
www.alzheimerforum.de

Die **Deutsche Expertengruppe Dementenbetreuung e. V. (DED)** ist eine Vereinigung von Menschen aus vielen Professionen, die seit 1995 in der Versorgung Demenzkranker neue Wege suchen, und wird vom Bundesministerium für Familie, Senioren, Frauen und Jugend gefördert.
www.demenz-ded.de

Informationen zur Alzheimer-Krankheit der **Deutschen Seniorenliga e. V.** finden Sie unter:
www.dsl-alzheimer.de

Das **Kuratorium Deutsche Altershilfe** wurde 1962 gegründet und tritt für mehr Selbstbestimmung und bessere Lebensqualität im Alter ein. Schirmherr ist Bundespräsident Christian Wulff. Zahlreiche Publikationen und weiterführende Links finden Sie unter:
www.kda.de

Suchmaschine über bundesweite Daten von Pflegediensten und weiteren Institutionen, wie Organisationen, Verbände, Alten- und Krankenpflegeschulen etc.
www.haeusliche-pflege-adressen.de

Eine Suchmaschine zum Finden von Pflegeeinrichtungen, wie vollstationäre Pflege, Kurzzeit-, Tages- und Nachtpflege; wird von der Allgemeinen Ortskrankenkasse (AOK) angeboten.
www.aok-pflegeheim navigator.de

Suchmaschine über bundesweite Daten von Altenheimen, Organisationen, Verbänden, Alten- und Krankenpflegeschulen etc.:
www.altenheim-adressen.de

Bei der Fülle von Informationen im Internet fällt es schwer, den Überblick zu behalten. Ein Wegweiser für die Seriosität und Qualität von Gesundheitsinformationen kann das Siegel des Aktionsforums Gesundheitsinformationen e.V. afgis sein. Auch Webseiten, die mit dem HON-Logo versehen sind, wurden auf ihre Qualität hin geprüft.

Ministerien

Bundesministerium der Justiz
www.bmj.de

Bundesministerium für Bildung und Forschung
www.bmbf.de

Bundesministerium für Familie, Senioren, Frauen und Jugend
www.bmfsfj.de

Bundesministerium für Gesundheit
www.bmg.bund.de

Industrie

Informationen zu Alzheimer der Firma Merz
www.alzheimerinfo.de

Gemeinsames Informationsangebot der Pharmaunternehmen Eisai und Pfizer
www.alois.de

Informationen zu Alzheimer der Firma Lundbeck
www.lundbeck.de

Informationen zu Alzheimer der Firma Janssen-Cilag
www.janssen-cilag.de

Informationen zu Alzheimer der Firma Novartis
www.novartis.de

Österreich

Österreichische Alzheimergesellschaft (ÖAG)
Vereinssitz:
Neurologisches Krankenhaus Rosenhügel
Riedelgasse 5
1130 Wien
Postadresse:
Univ. Prof. Dr. Reinhold Schmidt (Präsident)
Universitätsklinik für Neurologie
Medizinische Universität Graz
Auenbruggerplatz 22
8036 Graz
Tel.: +43 0316/3 85 33 97
reinhold.schmidt@meduni-graz.at
www.alzheimer-gesellschaft.at

Schweiz

Schweizerische Alzheimervereinigung
Geschäftsstelle:
Rue des Pêcheurs 8 E
1400 Yverdon-les-Bains
Tel.: 0 24/4 26 20 00
Alzheimertelefon:
024/426 06 06
info@alz.ch
www.alz.ch

Zum Weiterlesen

Alzheimer Europe: **Handbuch der Betreuung und Pflege von Alzheimer-Patienten.** Stuttgart: Thieme; 2005

Engel S.: **Alzheimer und Demenzen – Unterstützung für Angehörige.** Die Beziehung erhalten mit dem neuen Konzept der einfühlsamen Kommunikation. Stuttgart: Trias; 2006

Käsler-Heide H.: **Wenn die Eltern älter werden.** Ein Ratgeber für erwachsene Kinder. Weinheim: Beltz Taschenbuch; 2009

Krämer G., Förstl H.: **Alzheimer und andere Demenzformen.** Antworten auf die häufigsten Fragen. Stuttgart: Trias; 2008

Zander-Schneider G.: **Sind Sie meine Tochter?** Leben mit meiner alzheimerkranken Mutter. Reinbek: Rowohlt; 2006

Das Kompetenznetz Degenerative Demenzen (KNDD) wurde 2007 durch eine Fördermaßnahme des Bundesministeriums für Bildung und Forschung (BMBF) ins Leben gerufen. In verschiedenen Forschungsverbünden arbeiten Grundlagenwissenschaftler (Biologen, Chemiker, Pharmakologen, Physiologen), Neurologen, Psychiater, Allgemeinmediziner, Psychologen und Gesundheitsökonomen an der Erkennung von Ursachen, der Entwicklung neuer Therapien und der Früherkennung von Demenzen sowie an besseren Voraussagen des Verlaufs, der Komplikationen und Risiken. Ansätze für die Optimierung der Versorgung und für die Kontrolle der Kosten für diese Erkrankungsgruppe stehen ebenso auf der Agenda. Das Kompetenznetz Degenerative Demenzen (KNDD) hat auch eine regelmäßige Hotline für Ärzte und ein Nachwuchsprogramm für Jungwissenschaftler eingerichtet (siehe: www.knd-demenzen.de).

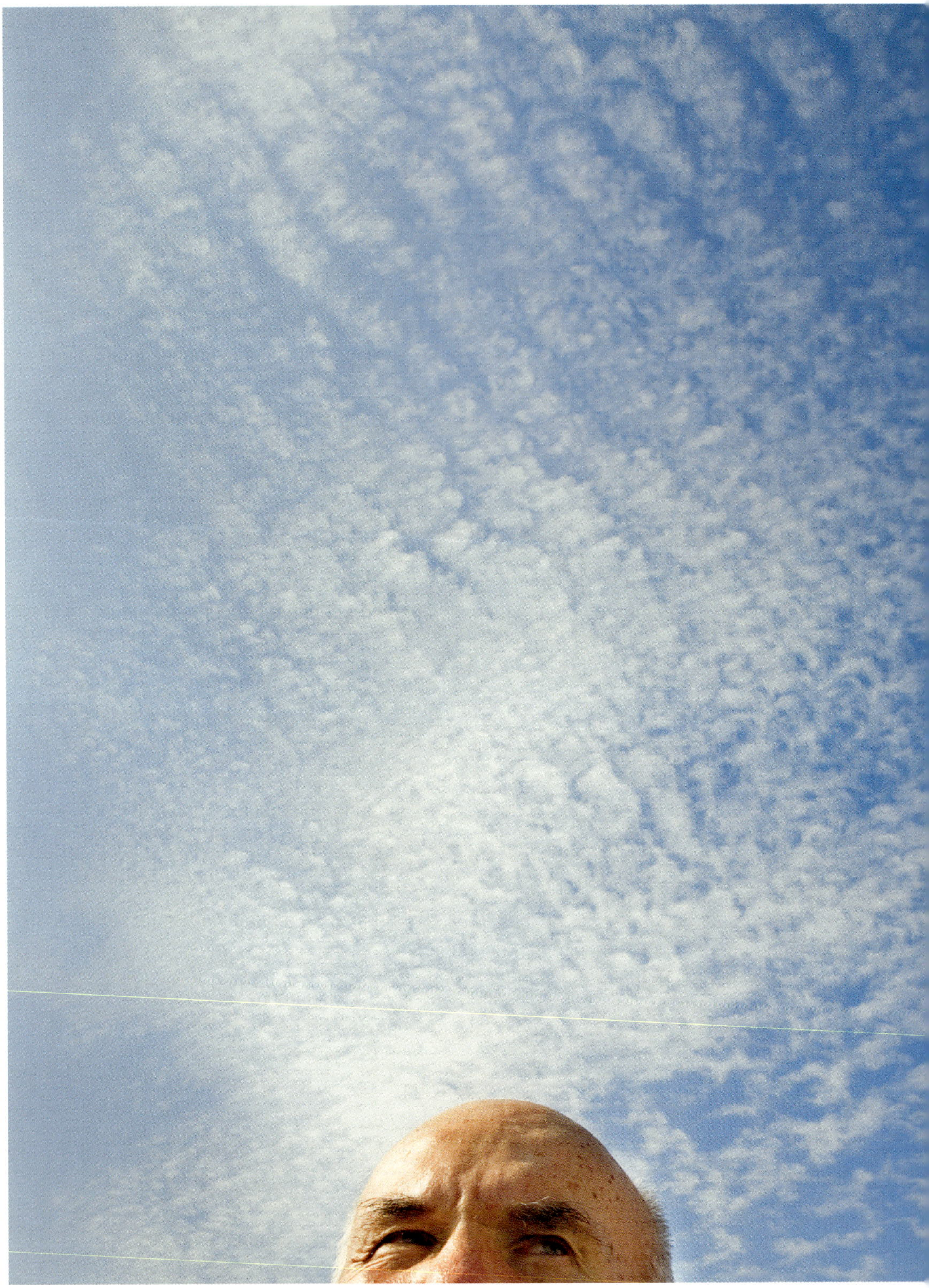

Der Fotograf dieses Buches

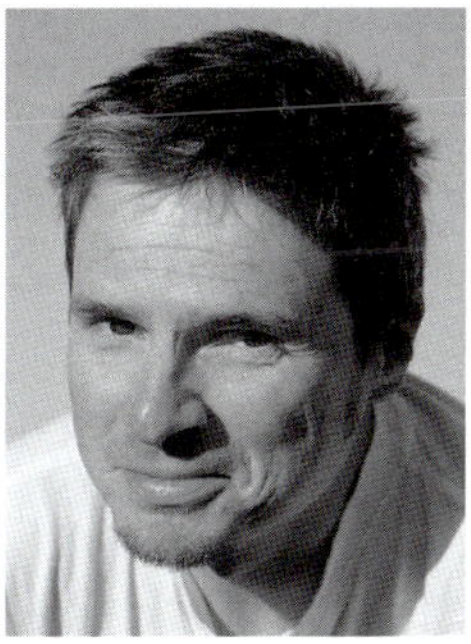

Michael Hagedorn ist Fotograf und arbeitet unter anderem für GEO, MARE und Die Zeit sowie für die Werbung. Seine Fotostrecken finden regelmäßig große Beachtung, ebenso wie seine Ausstellungen in New York, London, Sydney, Auckland und Mexico. Hagedorns Arbeiten wurden bereits mehrfach ausgezeichnet, z. B. beim Unicef Wettbewerb *Foto of the Year oder dem Picture of the Year Award International.*
Seit einigen Jahren befasst er sich intensiv mit dem Thema Alter und Demenz. Seit 2005 arbeitet er an einem Langzeitprojekt, für das er Menschen mit Demenz und deren Angehörige mit der Kamera begleitet. Hagedorn hat viele von ihnen besucht und eine Zeit lang an ihrem Leben teilgenommen. Dazu gehören auch Klaus Busch, den die Bilder in diesem Buch zeigen, und seine Frau Renate, die er durch Höhen und Tiefen eines Lebens mit Demenz und Parkinson begleitete und die der Erkrankung mit Gelassenheit und Verständnis, aber auch Tatkraft begegneten.
Während seiner Arbeit entstanden einzigartige und facettenreiche Porträts, die teils berührende, teils tragische und teils komische Geschichten erzählen. Seine Fotos zeigen nichts von den düsteren Klischees, die man allgemein mit Demenz verknüpft. Dazu Michael Hagedorn: »In der Regel assoziiert man mit Demenz den Verlust von Persönlichkeit und Lebensqualität. Im Laufe der Zeit bin ich jedoch vielen Menschen begegnet, die trotz ihrer Einschränkungen intensiv leben und aufblühen.«
Seit Herbst 2009 hat seine Kampagne »Konfetti im Kopf« erstmals in Berlin Gestalt angenommen. Hagedorn wollte eine Ausstellung im öffentlichen Raum gestalten, zugänglich für die breite Öffentlichkeit. Plakatwände, riesige Poster und eine Open-Air-Fotoausstellung zeigen bewegende Motive, die vor allem Menschen ansprechen sollen, die mit dem Thema Demenz noch nicht in Berührung gekommen sind. Die Ausstellung ist zudem als Forum der Begegnung für Betroffene, Interessierte und Menschen, die beruflich mit Demenz zu tun haben, gedacht.
Für sein Langzeitprojekt sucht er nach wie vor Kontakt zu interessierten und interessanten Betroffenen, Angehörigen und Pflegekräften, die sich offen mit ihrer Situation und ihrem Umgang mit dem Thema Demenz auseinandersetzen. Michael Hagedorn lebt mit seiner Familie in Rellingen bei Hamburg.

Michael Hagedorn
Schmiedestraße 3, 25462 Rellingen
Tel. 0 41 01 55 23 36
info@michaelhagedorn.de, www.michaelhagedorn.de

Register

Bibliografische Information
der Deutschen Nationalbibliothek
Die Deutsche Nationalbibliothek verzeichnet diese Publikation in der Deutschen Nationalbibliografie; detaillierte bibliografische Daten sind im Internet über http://dnb.d-nb.de abrufbar.

Programmplanung: Sybille Duelli

Redaktion: Anne Bleick
Bildredaktion: Christoph Frick

Umschlaggestaltung und Layout:
CYCLUS Visuelle Kommunikation, Stuttgart

Fotos im Innenteil: Michael Hagedorn
Einige der abgebildeten Personen haben in keiner Weise etwas mit der Krankheit zu tun.

2., überarbeitete Auflage

Printed in Germany

Satz: Fotosatz Buck, 84036 Kumhausen
gesetzt in: InDesign CS5
Druck: AZ Druck und Datentechnik GmbH,
87437 Kempten

Gedruckt auf chlorfrei gebleichtem Papier

ISBN 978-3-8304-6441-9 1 2 3 4 5 6

Wichtiger Hinweis: Wie jede Wissenschaft ist die Medizin ständigen Entwicklungen unterworfen. Forschung und klinische Erfahrung erweitern unsere Erkenntnisse, insbesondere was Behandlung und medikamentöse Therapie anbelangt. Soweit in diesem Werk eine Dosierung oder eine Applikation erwähnt wird, darf der Leser zwar darauf vertrauen, dass Autoren, Herausgeber und Verlag große Sorgfalt darauf verwandt haben, dass diese Angabe dem Wissensstand bei Fertigstellung des Werkes entspricht, jedoch kann vom Verlag keine Gewähr übernommen werden.
Jeder Benutzer ist angehalten, durch sorgfältige Prüfung der Beipackzettel der verwendeten Präparate und gegebenenfalls nach Konsultation eines Spezialisten festzustellen, ob die dort gegebene Empfehlung für Dosierungen oder die Beachtung von Kontraindikationen gegenüber der Angabe in diesem Buch abweicht. Eine solche Prüfung ist besonders wichtig bei selten verwendeten Präparaten oder solchen, die neu auf den Markt gebracht worden sind. Jede Dosierung oder Applikation erfolgt auf eigene Gefahr des Benutzers. Autoren und Verlag appellieren an jeden Benutzer, ihm etwa auffallende Ungenauigkeiten dem Verlag mitzuteilen.
Die Ratschläge und Empfehlungen dieses Buches wurden vom Autor und Verlag nach bestem Wissen und Gewissen erarbeitet und sorgfältig geprüft. Dennoch kann eine Garantie nicht übernommen werden. Eine Haftung des Autors, des Verlags oder seiner Beauftragten für Personen-, Sach- oder Vermögensschäden ist ausgeschlossen.
Geschützte Warennamen (Warenzeichen) werden nicht besonders kenntlich gemacht. Aus dem Fehlen eines solchen Hinweises kann also nicht geschlossen werden, dass es sich um einen freien Warennamen handelt.

SERVICE

Liebe Leserin, lieber Leser,

hat Ihnen dieses Buch weitergeholfen? Für Anregungen, Kritik, aber auch für Lob sind wir offen. So können wir in Zukunft noch besser auf Ihre Wünsche eingehen. Schreiben Sie uns, denn Ihre Meinung zählt!

Ihr TRIAS Verlag
E-Mail Leserservice: heike.schmid@medizinverlage.de
Lektorat TRIAS Verlag, Postfach 30 05 04, 70445 Stuttgart, Fax: 0711-8931-748